Anaesthesiology and Resuscitation
Anaesthesiologie und Wiederbelebung
Anesthésiologie et Réanimation

11

Editores

Prof. Dr. R. Frey, Mainz · Dr. F. Kern, St. Gallen
Prof. Dr. O. Mayrhofer, Wien

W. Klaus

Der Elektrolytstoffwechsel von Hirngewebe und seine Beeinflussung durch Narkotica

Mit 26 Abbildungen

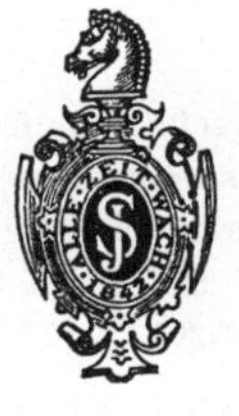

Springer-Verlag Berlin Heidelberg New York 1967

Priv.-Doz. Dr. med. Wolfgang Klaus
Pharmakologisches Institut (Direktor: Prof. Dr. G. Kuschinsky)
der Johannes Gutenberg-Universität Mainz

ISBN-13: 978-3-540-03716-3 e-ISBN-13: 978-3-642-99917-8
DOI: 10.1007/978-3-642-99917-8

Titel-Nr. 7481

Vorwort

Die vorliegende Betrachtung ist als eine Einführung in gewisse grundlegende Beziehungen zwischen Funktion und Elektrolytstoffwechsel im ZNS gedacht. Sie basiert vorwiegend auf Messungen verschiedener Komponenten des K-, Na- und Ca-Haushaltes in isoliertem Hirngewebe und anderen erregbaren Strukturen, es werden jedoch auch entsprechende klinische und tierexperimentelle Beobachtungen zur Deutung dieses Zusammenhanges herangezogen. Unter bewußter Vereinfachung verschiedener komplexer Vorgänge wurde versucht, eine möglichst weitgehende systematische Einordnung der beobachteten in vivo- und in vitro-Effekte vorzunehmen und Parallelen zwischen diesen Untersuchungen aufzuzeigen. Besonders eingehend werden dabei die Frage des cerebralen Extracellulärraumes, die Ionenverschiebungen während verschiedener funktioneller Zustände, die Beziehungen zwischen Elektrolythaushalt und Energiestoffwechsel, die Rolle der Calciumionen bei der Regulation der Membranpermeabilität und die möglichen Interaktionen von Narkosemitteln mit verschiedenen funktionell bedeutsamen Komponenten des Zellstoffwechsels erörtert. Damit soll eine summarische Orientierung über den augenblicklichen Stand der Vorstellungen über den Erregungs- und Narkosemechanismus auf cellulärer Basis ermöglicht werden.

Der Deutschen Forschungsgemeinschaft bin ich zu großem Dank für die finanzielle Unterstützung der erwähnten eigenen Untersuchungen verpflichtet. Herrn Wolfgang Fleck danke ich für die Konstruktion der verwendeten Versuchsanordnungen, Fräulein Paula Weis für ihre sorgfältige technische Mitarbeit und meiner Frau für ihre unermüdliche Hilfe bei der Anfertigung des Manuskriptes.

März 1967

Wolfgang Klaus

Inhaltsverzeichnis

I. Vorbemerkung über die grundlegenden Beziehungen zwischen dem Elektrolytstoffwechsel und der Funktion des ZNS

Der Funktionszustand des ZNS läßt sich relativ einfach durch Ableiten der elektrischen Potentiale von verschiedenen Hirnabschnitten erkennen. Derartige Untersuchungen sind unter verschiedenen funktionellen Bedingungen bereits sehr eingehend vorgenommen worden und haben wesentlich zum Verständnis über das Zusammenwirken der verschiedenen Anteile des ZNS unter verschiedenen physiologischen, pathologischen und pharmakologischen Einflüssen beigetragen (s. Toman et al. 1949, Faulconer et al. 1960, Klosovskii et al. 1961, Ngai 1963, Jasper 1966, Kugler et al. 1965). Diese Messungen geben zwar Aufschluß über die regional unterschiedlichen Auswirkungen von Änderungen des Funktionszustandes, über das Ausmaß der Beteiligung verschiedener zentralnervöser Strukturen, ihre Aktivität und Reaktionsweise, sie erlauben aber keine sicheren Rückschlüsse auf die den Potentialänderungen zugrundeliegenden Prozesse an der einzelnen Nervenzelle. Eine Möglichkeit, über diese Vorgänge weitere Informationen zu erhalten, besteht in der zusätzlichen Betrachtung des Elektrolythaushaltes von Hirngewebe unter verschiedenen funktionellen Bedingungen.

Zwischen dem funktionellen Verhalten zentralnervöser Strukturen und ihrem Elektrolytstoffwechsel besteht ein enger kausaler Zusammenhang, da die basalen Prozesse der Erregung und der Erregungsausbreitung auf bestimmte, durch spezifische Permeabilitätsänderungen der Zellmembran gesteuerte Ionenverschiebungen zurückzuführen sind. In allen erregbaren Geweben findet sich nämlich eine ungleiche Verteilung von K- und Na-Ionen zwischen dem Extracellulärraum und dem Intracellulärraum: Während die K-Konzentration im Zellinneren wesentlich höher ist als im Außenmedium, verhält sich die Na-Konzentration nahezu spiegelbildlich dazu (Lit. s. Manery 1954, Conway 1957, McIlwain 1960, 1963). Diese Unterschiede zwischen den extracellulären und intracellulären Ionenkonzentrationen beruhen jedoch nicht auf einer relativen Impermeabilität der Zellmembran für gewisse Ionen (wie früher angenommen wurde, s. Bernstein 1902, Lillie 1923), sondern auf einem aktiven, stoffwechselabhängigen cellulären Transportprozeß. Wie Untersuchungen mit radioaktiven K- und Na-Ionen ergeben haben, erfolgt durch die Zellmembran entsprechend dem Gradienten ein fortwährender passiver Na-Einstrom und K-Ausstrom, der durch einen gleichgroßen entgegengesetzten „Bergauftransport“ dieser Ionen (entgegen dem Gradienten) wieder ausgeglichen wird. Durch diesen Regulationsmechanismus wird ein konstantes Fließgleichgewicht zwischen den extra- und intracellulär differierenden Ionenkonzentrationen eingestellt, das vorwiegend durch die Größe der spezifischen Membranpermeabilität für diese Ionen und ihres extra-intracellulären Gradienten bestimmt wird und das im wesentlichen für die Ausbildung eines Membranpotentials verantwortlich ist. Dieser Zustand wird beim Ablauf einer Erregung dadurch gestört, daß infolge einer plötzlichen Steigerung der spezifischen Permeabilitäten – entsprechend dem Gradienten – zunächst ein Einstrom von Na-Ionen ins Zellinnere stattfindet, der eine Depolarisation oder Umpolarisation der Membran bewirkt, und an den sich ein Ausstrom von K-Ionen anschließt bis der ursprüngliche Polarisationszustand der Membran wieder hergestellt ist. In der anschließenden Erholungsphase werden die passiv durch die Membran hindurchgetretenen Ionen durch einen aktiven Transportmechanismus in der Zellmembran wieder entgegen dem Gradienten zurückbefördert, wodurch die ursprüngliche Ionenverteilung zwischen dem Intracellulärraum und dem Extracellulärraum wieder hergestellt wird. Diese Ionentheorie der Erregung wurde von Hodgkin (1951) auf Grund von Untersuchungen an Nervenfasern des Tintenfisches aufgestellt und konnte inzwischen wiederholt auch an anderen erregbaren zentralnervösen und peripheren Geweben bestätigt werden (Lit. s. Keynes 1949, Staempfli 1952, 1956, Hodgkin et al. 1954, 1957, Shanes 1958, McIlwain 1960, Cier 1961, Rudolph 1961, Luettgau 1965, Katz 1966).

Ein weiterer wesentlicher Faktor für die Funktion zentralnervöser Strukturen dürften Änderungen des cellulären Ca-Haushaltes darstellen, wie verschiedene elektrophysiologische Versuche und Messungen des Ca-Umsatzes mit radioaktiven Isotopen ergeben haben (s. Shanes 1958, Luettgau 1965). Danach können Ca-Ionen möglicherweise direkt am transmembranen Ionenstrom beteiligt sein, in ähnlicher Weise wie K- und Na-Ionen, aber auch ein indirekter Einfluß auf den Erregungsprozeß ist vermutet worden, derart, daß durch primäre Änderungen der cellulären Ca-Verteilung oder Ca-Bindung die erwähnten spezifischen Permeabilitätsänderungen der Zellmembran für K- und Na-Ionen ausgelöst und gesteuert werden. Damit käme dem cellulären Ca-Stoffwechsel eine mindest ebenso wesentliche Bedeutung für die Funktion des Hirngewebes zu wie dem K- und Na-Haushalt.

Diese enge Verknüpfung des cellulären Elektrolythaushaltes mit der Funktion des ZNS, die vorwiegend auf Grund theoretischer Erwägungen auf der Basis elektrophysiologischer Messungen an einzelnen Zellen zu erwarten ist, kann durch zahlreiche tierexperimentelle und klinische Beobachtungen belegt werden, wie aus der folgenden summarischen Darstellung über die Abhängigkeit bestimmter cerebraler Funktionen vom Ionenmilieu und über gewisse Änderungen des cerebralen Elektrolytstoffwechsels bei Funktionsänderungen hervorgeht. Direkte Messungen der mit dem Erregungsvorgang verbundenen transmembranen Ionenbewegungen im Hirngewebe sollten deshalb eine weitergehende Aussage über celluläre Funktionsänderungen im ZNS ermöglichen als die summarische Erfassung der daraus resultierenden elektrischen Potentialänderungen. Dieses Vorgehen könnte vor allem auch für die Interpretation der während der Narkose beobachteten elektrischen „Ruhigstellung“ gewisser Teile des ZNS (s. Toman et al. 1949, Ngai 1963, Kugler et al. 1965, Jasper 1966) von Bedeutung sein und mit zur Klärung der Wirkungsweise der Narkosemittel auf cellulärer Ebene beitragen. Die bisherigen Bemühungen haben allerdings nur in einzelnen in vitro-Untersuchungen einige verwertbare Resultate erbracht, während bei entsprechenden in vivo-Untersuchungen meistens wegen methodischer Einschränkungen oder wegen Interpretationsschwierigkeiten keine exakte Aussage möglich ist.

II. Über den Einfluß von Änderungen des Ionenmilieus auf die Hirnfunktion

Die Funktion des ZNS ist in ähnlicher Weise wie die der peripheren Nerven sehr von der Konzentration bestimmter Ionen (vor allem von K, Ca, Mg) im umgebenden Milieu abhängig, wie aus zahlreichen Beobachtungen über die Auswirkungen von Ionenkonzentrationsänderungen im Blutserum, im Liquor cerebrospinalis oder im Hirngewebe selbst hervorgeht (Einzelheiten s. Page 1937, Shanes 1958, Tschirgi 1960, Hänze 1962, Cerf 1963, Leusen 1964, Flörkemeier 1965). Die meisten Befunde über derartige Beeinflussungen der Bewußtseinslage, des Elektroencephalogramms, der Motorik, bestimmter Reflexe, der zentralen Steuerung kardiovaskulärer, respiratorischer und metabolischer Funktionen lassen sich in einem relativ einfachen Schema zusammenfassen:

Eine Erhöhung des K-Gehaltes im Blut (Bonnet et al. 1937, Dubner et al. 1939, Bonnet 1941, Rivkine 1950) oder im Liquor cerebrospinalis (Marinesco et al. 1929, Stern et al. 1933, Chvoles 1934, Resnik et al. 1936, Calma et al. 1947, Koenigstein 1951, Horsten et al. 1952, Feldberg 1956, 1958, John et al. 1959) führt nach all diesen Beobachtungen übereinstimmend zu einer zentralen Erregung, an die sich eine Depression anschließen kann, vor allem dann, wenn höhere K-Konzentrationen verwendet werden. Ein ähnlich stimulierender Effekt wie nach einer derartigen K-Applikation wurde auch bei Ca-Mangelzuständen (nach Oxalat-, Zitrat-, Phosphatinjektionen, Nebenschilddrüsenfunktionsänderungen, Verwendung Ca-armer Lösungen für Perfusionen der Liquorräume etc.) beobachtet (SABBATINI 1901, HILAROWICZ et al. 1929, HUGGINS et al. 1933, RESNIK et al. 1936, DE VLEESCHHOUWER 1935, CHAUCHARD et al. 1937, VON EULER 1938, MULLIN et al. 1938, DOWNMAN et al. 1943, SMOLIK 1943, VERSTRAETEN 1949, BEKAERT 1950, KLOTZ et al. 1950, LEUSEN 1950, KOENIGSTEIN 1951, BLACKBURN 1957, COOPER et al. 1958). Eine Steigerung der Ca-Konzentration im Blut oder Liquor cerebrospinalis scheint dagegen sämtliche geprüften zentralnervösen Funktionen zu hemmen (SABBATINI 1901, MARINESCO et al. 1929, HUGGINS et al. 1933, RESNIK et al. 1936, BONNET et al. 1937, CHAUCHARD et al. 1937, DUBNER et al. 1939, BEYER 1940, BONNET 1941, WALKER et al. 1945, CALMA et al. 1947, BEKAERT 1950, LEUSEN 1950, RIVKINE 1950, VERSTRAETEN 1949, KOENIGSTEIN 1951, MARQUARDT et al. 1951, FELDBERG 1956, JOHN et al. 1959), nur vereinzelt wurde dabei eine anregende (HOOKER 1915, YAMAWAKI 1928) oder biphasische (STERN et al. 1933, CHVOLES 1934) Wirkung gesehen. Durch lokale Applikation von Ca ins Mesencephalon (Infundibulumbereich) konnte Schlaf ausgelöst werden (DEMOLE 1927, YAMAWAKI 1928, MARINESCO et al. 1929, CLOETTA et al. 1930), während K an dieser Stelle motorisch und psychisch erregend wirkte (DEMOLE 1927). Von vielen Autoren wird deshalb dem K/Ca-Konzentrationsverhältnis eine wesentliche Rolle bei der Steuerung des zentralnervösen Funktionszustandes zugeordnet (Lit. s. PAGE 1937, LEUSEN 1964, FLÖRKEMEIER 1965). Noch ausgeprägter als nach Ca-Gabe findet sich bei gesteigerter Mg-Konzentration im Blut oder Liquor cerebrospinalis eine zentrale Depression. Diese Hemmwirkung der Mg-Ionen wurde bereits sehr frühzeitig erkannt (MELTZER et al. 1905a, b) und inzwischen durch zahlreiche Beobachtungen im Tierexperiment und an Patienten bestätigt (HENDERSON 1909, MATTHEWS et al. 1910, MANSFELD et al. 1913, MELTZER et. al. 1914, BRYANT et al. 1939, SIMON 1929, NEUWIRTH et al. 1929, ESSEN 1931, RUBIN et al. 1943, BERTRAND et al. 1947, HORSTEN et al. 1952, FELDBERG 1958) und wiederholt auch klinisch ausgenutzt (s. BLAKE 1906, KOCHER 1914, MELTZER 1915, MARKWALDER 1917, GEZOWA 1918, WESTON et al. 1923, ALTON et al. 1925, MCNEILE et al. 1926, SAEGESSER 1938, BRONISCH 1955, HOPF 1955). Auf Grund verschiedener Untersuchungen ist zwar eine vorwiegend oder sogar ausschließlich peripherlähmende Wirkung des Mg postuliert worden (BINET 1892, WIKI et al. 1906, 1929, BARDIER 1907, GUTHRIE et al. 1910, MATTHEWS et al. 1910, STRAUB 1915, WIECHMANN 1920, HOFF et al. 1940, CLOETTA et al. 1942, ENGBAEK 1948, 1952), doch scheint neben der zweifellos stark ausgeprägten hemmenden Wirkung auf die neuromuskuläre Erregungsübertragung („curareartiger Effekt") auch eine direkte zentrale Funktionsbeeinträchtigung vorzuliegen, wie aus Beobachtungen an Patienten, Elektroencephalogrammessungen und dem zeitlichen Verlauf der verschiedenen Funktionsausfälle hervorgeht (PECK et al. 1916, YAMAWAKI 1928, SIMON 1929, SCHOEN et al. 1930, ESSEN

1931, Rubin et al. 1943, Bertrand et al. 1947, Hof et al. 1952). Großes praktisches und theoretisches Interesse hat die Beobachtung erregt, daß die Mg-Narkose durch Ca-Mangel synergistisch (Meltzer et al. 1908, Gates et al. 1913, 1914, Schoen et al. 1930), durch gleichzeitige Ca-Gaben dagegen antagonistisch (Schuetz 1913, Gates et al. 1913, 1914, Starkenstein 1914, Yamawaki 1928, Schoen et al. 1930, Bryant et al. 1939, Harris et al. 1955) beeinflußt wird. Während diese Ca-Mg-Interferenzen für die peripheren Funktionsänderungen mit Sicherheit von großer Bedeutung sind, ist es allerdings noch fraglich, ob im ZNS derartige Auswirkungen vorkommen, denn beide Ionen wirken hier allein für sich appliziert nur hemmend (s. o.), ob dieser Effekt bei kombinierter Anwendung abgeschwächt wird, kann auf Grund der bisherigen Versuche noch nicht sicher entschieden werden. In diesem Zusammenhang ist auch die lange bekannte Beobachtung von Interesse, daß (alimentär oder endokrin bedingte) Mg-Mangelzustände mit einer gesteigerten Erregbarkeit, evtl. mit Krämpfen einhergehen, die durch Ca-Gaben nicht beeinflußt werden können (Lit. s. Leusen 1964, Hänze 1962, Flörkemeier 1965).

Diese summarische Betrachtung über Beeinflussungen zentralnervöser Funktionen bei Veränderungen des Ionenmilieus weist auf einen engen Zusammenhang zwischen dem cerebralen K-, Ca- und Mg-Haushalt und der zentralen Erregbarkeit hin. Es hat deshalb auch nicht an Bemühungen gefehlt, umgekehrt bei bestimmten Änderungen des Funktionszustandes des ZNS, vor allem in der Narkose und bei Krämpfen, den cerebralen Ionenhaushalt näher zu analysieren, um festzustellen, ob gewisse Korrelationen zwischen diesen Größen bestehen, die sich möglicherweise für eine kausale Deutung heranziehen lassen.

III. Über die Beziehungen zwischen cerebralem Elektrolytstoffwechsel und Hirnfunktion in vivo

1. Methodische Vorbemerkungen

Eine Betrachtung der in vivo-Messungen über den Zusammenhang zwischen dem Funktionszustand und dem Elektrolytstoffwechsel von Hirngewebe, vor allem über den Einfluß der Narkose auf diese Größe, führt vorerst noch zu einem wenig befriedigenden Resultat, denn bisher sind nur relativ wenige Untersuchungen dieser Art vorgenommen worden, und die hierbei ermittelten Daten sind häufig aus methodischen Gründen nicht zu verwerten oder zumindest nicht miteinander vergleichbar.

In den meisten Untersuchungen beschränkte man sich auf die Bestimmung der Ionenkonzentrationen im Serum (seltener im Liquor), nur vereinzelt wurde der Elektrolytgehalt direkt im ZNS ermittelt oder die Aufnahmegeschwindigkeit für radioaktive Ionen unter verschiedenen funktionellen Bedingungen gemessen. Die Aussagekraft dieser Befunde ist je nach dem methodischen Vorgehen verschieden. In zahlreichen Fällen besteht überhaupt eine nur fragliche Beziehung zu den eigentlich interessierenden Veränderungen im cerebralen Ionenhaushalt. Dies gilt vor allem für die Untersuchungen über die Elektrolytkonzentrationen im Serum, da hierbei die modifizierenden Einflüsse aus der Peripherie (z. B. Nieren-, Muskel-, Stoffwechseltätigkeit, Kreislaufverhältnisse, Körpertemperatur, O_2-Versorgung etc.) überwiegen dürften. Eventuell auftretenden Veränderungen der K-, Na- oder Ca-Konzentrationen im Serum können deshalb kaum als Ausdruck spezifischer Änderungen des cellulären Ionenhaushaltes im ZNS betrachtet werden, sondern weisen eher auf Beeinflussungen peripherer Stoffwechselfunktionen hin. Aber auch die verschiedenen Messungen der Ionenkonzentrationen im Hirngewebe sind mit Vorbehalten zu betrachten, sofern nicht gleichzeitig die Größe des Extracellulärraumes und der extracellulären Konzentrationen der betreffenden Ionen erfaßt und bei der Berechnung der intracellulären Ionenkonzentrationen berücksichtigt wurden. Die Messung des zeitlichen Verlaufes der Aufnahme von i.v. oder intrathekal verabreichten radioaktiven Ionen in das Hirngewebe, die theoretisch eine verläßliche Aussage über den Funktionszustand erlauben müßte, führt in den meisten Fällen jedoch zu schwer interpretierbaren Resultaten, da bei diesem Vorgehen nicht die Zellmembranen der Nervenzellen (mit ihren je nach Funktionszustand variierenden Permeabilitätsverhältnissen), sondern die Bluthirn- oder Liquorhirnschranke als wesentlichstes Diffusionshindernis wirken und ihre Durchdringung (die wohl z. T. aktive Transportprozesse erfordert, s. Bakay 1956, Ames et al. 1964, Held 1964) den eigentlichen geschwindigkeitsbestimmenden Schritt in derartigen Versuchen darstellt. Außerdem können nach i.v.-Gabe dieser Ionen noch Interferenzen mit dem Elektrolytstoffwechsel in den peripheren Geweben (vor allem der Muskulatur) auftreten und die Deutung des beobachteten Markierungsablaufes im ZNS erschweren. Diese methodischen Einschränkungen müssen bei der Betrachtung der verschiedenen in vivo-Untersuchungen über die Beziehung zwischen cerebralem Ionenhaushalt und Funktionszustand berücksichtigt werden, sie lassen bereits erkennen, daß diesen Messungen eine nur untergeordnete Rolle bei der Beurteilung der fraglichen Zusammenhänge zukommen kann.

2. K-Na-Haushalt bei verschiedenen Funktionszuständen des ZNS

a) Serumkonzentrationen: Über das Verhalten der Serumkonzentrationswerte für K und Na bei verschiedenen Funktionszuständen des ZNS liegen zwar relativ viele, jedoch auch widersprüchliche und schwer zu interpretierende Befunde vor. So variieren z. B. die Angaben über die normale Serum-K-Konzentration von Ratten bei verschiedenen Untersuchergruppen zwischen 4,0 und 8,8 mAeq/l (s. Zusammenstellung von WEIS 1964), woraus hervorgeht, daß für die meisten Vergleiche nur die relativen Veränderungen, nicht aber die absoluten Daten herangezogen werden können. Selbst bei diesem Vorgehen ergeben sich noch Diskrepanzen über den Einfluß der Narkose auf die „normalen" Ionenkonzentrationswerte. Meistens wurde zwar eine Abnahme der Serum-K-Konzentration beobachtet, z. B. bei Anwendung von Äther, Chloralose, Chloroform, Cyclopropan, Halothan, Lachgas, Oxo- und Thiobarbituraten (GERSCHMAN et al. 1933, MARENZI et al. 1933, CLOETTA et al. 1934, BACHROMEJEW et al. 1935, ROBBINS et al. 1936, LARSON et al. 1937, PETERSON et al. 1957, SCHAEFER 1958, STEVENSON 1960, STEWART 1938, DOBKIN et al. 1963, WEIS 1964, 1966a) bei unveränderten Na-Konzentrationswerten (BICH 1930, MARENZI et al. 1933, ROOT et al. 1940, STEWART 1938, STAIB et al. 1961a, b, WEIS 1964), aber auch Steigerungen der Serum-K-Werte sind mitgeteilt worden, z. B. bei Narkosen mit Äther, Pernocton, Somnifen, Chloralose und Halothan (EISLER et al. 1929, CHAUDHURY 1961, STAIB et al. 1961a, b), und ein entgegengesetztes Verhalten der Na-Konzentration (FAY et al. 1939). Einzelne Untersucher beobachteten je nach Narkosetiefe, -dauer, Prämedikation, Säurebasenhaushalt, Körpertemperatur und sonstigen speziellen experimentellen Bedingungen variable, z. T. gegensätzliche Effekte der Narkosemittel auf die Serumionenkonzentrationen. Zentral erregende Substanzen (z. B. Pentetrazol) sollen eine Erhöhung des Serum-K-Wertes bewirken (CLOETTA et al. 1934, HASHIMOTO 1937). Änderungen der K- und Na-Konzentrationen im Liquor cerebrospinalis sind bei verschiedenen Narkosen nicht einheitlich, sofern keine Anoxie vorliegt (WEIS 1964, 1966a).

Die möglichen Ursachen dieser Ionenkonzentrationsänderungen, etwaige Beziehungen zur Nebennierenfunktion, Muskeltätigkeit, Hypothermie, zu Anoxiezuständen etc. wurden ausführlich von ROBERTSON et al. (1958), STAIB et al. (1961a, b) und von WEIS (1964) diskutiert. Sichere Beziehungen zum zentralnervösen Funktionszustand lassen sich dagegen (aus den eingangs erwähnten Gründen) nicht ableiten.

b) Konzentrationen im Hirngewebe: Es sind nur verhältnismäßig wenige direkte Messungen der K- und Na-Konzentrationen im Hirngewebe bei verschiedenen Funktionszuständen vorgenommen worden. Dabei fand sich übereinstimmend – trotz der großen Variationen der in den einzelnen Versuchen ermittelten Ionenkonzentrationen – kein meßbarer Einfluß der Narkose auf den Gesamtgehalt des Gewebes an K und Na (CALLISON et al. 1930, CLOETTA et al. 1924, 1934, BURGESS et al. 1959). Allerdings wurde in den meisten Untersuchungen eine mögliche Verschiebung der Ionen zwischen dem Extracellulärraum und Intercellulärraum und eine Konzentrationsänderung infolge Beeinflussung des Wassergehaltes nicht geprüft. In den Versuchen von WEIS (1964, 1966a), der diese zusätzlichen Messungen an wachen und verschieden tief narkotisierten Ratten vorgenommen hat, fanden sich jedoch auch nach Berücksichtigung aller dieser Faktoren keine einheitlichen Unterschiede zwischen den verschiedenen Versuchsgruppen.

Diesem fehlenden Einfluß der Narkosemittel auf den cerebralen K- und Na-Gehalt stehen einige widersprüchliche Effekte bei Erregungszuständen gegenüber. HASHIMOTO (1937) fand eine Zunahme des K-Gehaltes im Hirn von Hunden bei Pentetrazolkrämpfen, BURGESS et al. (1959) beobachteten dagegen beim Beschleunigungsstress eine Abnahme, die durch Vorbehandlung mit Barbituraten (in narkotischer Dosierung) verhindert werden konnte.

Die Aussagekraft dieser Befunde für den interesierenden Zusammenhang zwischen zentralnervöser Funktion und Elektrolytstoffwechsel ist ähnlich gering wie bei den Messungen der Serumionenkonzentrationen, da sie nur ein summarisches Zustandsbild der gesamten cellulären Ionenkonzentrationen vermitteln, jedoch keinen Einblick in das dynamische Geschehen des Ionenumsatzes bei der Nerventätigkeit erlauben.

c) Austausch radioaktiver Ionen: Messungen der transmembranen Ionenaustauschgeschwindigkeit im ZNS wurden bisher nur vereinzelt vorgenommen und haben nicht zu dem erwarteten eindeutigen Ergebnissen geführt. Dies mag auf eine Sonderstellung des ZNS im Ionenhaushalt zurückzuführen sein. Seit den ersten Untersuchungen von HAHN et al. (1940) und NOONAN et al. (1941) über den Verteilungsmodus von i.v. injiziertem radioaktivem K bei Ratten ist bereits bekannt, daß dieses Ion nur außerordentlich langsam ins ZNS einzudringen vermag: nach 18 Std Versuchsdauer war noch kein vollständiger Austausch mit dem Gewebe-K erreicht. Im Prinzip konnte dieses Verhalten in allen späteren Untersuchungen bestätigt werden, so fanden z. B. GINSBURG et al. (1954) an Ratten und SWEET et al. (1953) an Mäusen, daß nach i.v. Applikation von ^{42}K mehr als 24 Std benötigt werden, bis sich ein Markierungsgleichgewicht im ZNS eingestellt hat. Diese außerordentlich langsame Aufnahme von radioaktivem K (und anderen Ionen) beruht jedoch nicht auf einem extrem geringen Austausch durch die Nervenzellmembran, sondern auf der geringen Permeabilität der Bluthirn- und Liquorhirnschranke für Ionen, wie übereinstimmend aus zahlreichen Versuchen mit verschiedenen Kationen und Anionen hervorgeht (z. B. HAHN et al. 1940, WALLACE et al. 1940, MANERY et al. 1941, WEIR 1942, GREENBERG et al. 1943, DAVENPORT 1950, SWEET et al. 1953, BERING 1955, RUDOLPH et al. 1956, BAKAY 1956, RICHMOND et al. 1960).

In den Versuchen von WEIS (1964, 1966b) über die Aufnahmegeschwindigkeit von i.v. injiziertem ^{42}K in das Hirn wacher und verschieden tief und lang narkotisierter Ratten wurden innerhalb 2 Std nur rund 10% des Gewebe-K ausgetauscht. Der Zeitverlauf und das Ausmaß der Markierung waren dabei in den meisten Versuchen unabhängig vom Funktionszustand des ZNS, vereinzelt wurde jedoch in der Narkose (z. B. mit Halothan, Thiopental, Pentobarbital) sogar eine raschere Aufnahme des radioaktiven Isotops als in der Kontrollgruppe beobachtet. Diese überraschenden Befunde, die mit der zu erwartenden funktionsabhängigen Änderung des cellulären Ionenaustausches im ZNS nicht vereinbar scheinen, dürften auf verschiedene Faktoren zurückzuführen sein. Die geringe Permeabilität der Bluthirnschranke für K-Ionen bewirkt ein so geringes Angebot von radioaktiven Ionen (pro Zeiteinheit) an den Nervenzellen, daß während der methodisch bedingten relativ langen Meßintervalle unabhängig von der eigentlichen Geschwindigkeit des Ionenaustausches in allen Zellen nahezu derselbe Markierungsgrad erreicht wird. In den peripheren Organen mit raschem, funktionsabhängigem K-Umsatz ließ sich dagegen eine hemmende Wirkung der Narkosemittel demonstrieren, so verminderten z. B. Halothan und Äther die Aufnahmegeschwindigkeit für ^{42}K im Muskelgewebe (Skelet-, Herzmuskulatur). Dieser periphere Hemmeffekt der Narkosemittel führte zu einem Anstieg der ^{42}K-Aktivität im Plasma, und damit zu einem gesteigerten ^{42}K-Angebot im ZNS, wodurch in einigen Versuchen während der Narkose eine raschere ^{42}K-Aufnahme ins Hirngewebe resultierte als bei den wachen Kontrolltieren.

Dieses experimentelle Vorgehen scheint somit für die Prüfung funktioneller Zusammenhänge im ZNS kaum geeignet zu sein. Es läßt vorwiegend eine Aussage über die Permeabilitätsverhältnisse der Bluthirnschranke, nicht aber über die interessierenden Vorgänge an der Nervenzellmembran zu. Zusätzlich sind bei der Interpretation dieser Befunde noch etwaige Interferenzen mit der peripheren Wirkung dieser Substanzen zu berücksichtigen.

3. Ca-Mg-Haushalt bei verschiedenen Funktionszuständen des ZNS

a) Serumkonzentrationen: Die Auswirkungen zentralnervöser Funktionsänderungen auf die Serum-Ca-Konzentration sind zwar in zahlreichen Untersuchungen geprüft worden (vereinzelt auch die Mg-Konzentration), jedoch ließ sich aus den erzielten Befunden kein einheitliches Prinzip ableiten. Die meisten Messungen bei Schlaf- und Narkosezuständen im Tierexperiment und beim Menschen ergaben eine geringfügige Abnahme der Ca-Konzentration unter diesen Bedingungen (CLOETTA et al. 1924, 1934, FISCHER 1928, LIPOW et al. 1929, KATZENELBOGEN 1930, BORAL et al. 1965), doch wurden auch entgegengesetzte Effekte beobachtet (LIPOW et al. 1929, ANDREWS et al. 1930, EISLER et al. 1929, EMERSON et al. 1928) und keine Wirkung der Narkose auf diese Größe beschrieben (MOLLARET et al. 1956). Die Mg-Konzentration wurde in der Narkose sowohl unverändert (CLOETTA et al. 1934, KATZENELBOGEN 1930) als auch leicht erniedrigt (EISLER et al. 1929) gefunden. Während des Winterschlafes beim Igel wurde eine beträchtliche Steigerung beobachtet (SUOMALEINEN 1938), aber auch keine signifikante Änderung gefunden (BORAL et al. 1965).

Möglicherweise spielen spezielle experimentelle Begleitumstände eine modifizierende Rolle, z. B. könnten Störungen des Gasaustausches (Asphyxie, Hyperkapnie; BROWN et al. 1957) oder der Körpertemperatur (Hypothermie; ELLIOTT et al. 1947) Ursache eines Serum-Ca-Konzentrationsanstieges sein, auch scheinen Zirkulationsänderungen einen Einfluß zu haben (COOPERMAN 1936). Grundsätzlich scheinen je nach Narkosemittel, -tiefe und -dauer beide Richtungen dieser Serum-Ca-Konzentrationsänderung während einer Narkose vorkommen zu können (STAIB et al. 1961 a, b). Bei zentralen Erregungszuständen wurde wiederholt ein Anstieg des Serum-Ca beobachtet (BRAUCHLI et al. 1927, CLOETTA et al. 1934, HASHIMOTO 1937).

b) Konzentrationen im Hirngewebe: Diese Messungen weisen eine noch größere Variabilität auf, möglicherweise infolge einer zu geringen Empfindlichkeit oder mangelnden Spezifität der Meßmethoden oder auch wegen modifizierender Einflüsse des Endokrinums (Lit. s. LEUSEN 1964), des Alters der Versuchstiere (BURGER 1956, FREYDBERG-LUCAS et al. 1956, STREICHER 1958a) oder anderer Faktoren. Vergleiche zwischen verschiedenen Untersuchungen fallen deshalb schwer, oft treten bereits innerhalb einer Versuchsserie derart große Abweichungen auf, daß keine Aussage gemacht werden kann [z. B. beobachtet STREICHER (1958b) in symmetrisch entnommenen Hemisphärenabschnitten von Rattenhirnen Ca-Konzentrationsunterschiede um 100%].

Der Einfluß zentralnervöser Funktionsänderungen auf diese Werte ist deshalb auch noch umstritten, es sind allerdings auch nur wenige vergleichbare Messungen vorgenommen worden. Eine Reihe von Untersuchern (MANSFIELD et al. 1913, SCHUETZ 1913, GENSLER 1915, STRANSKY 1915, CALLISON et al. 1930, ESKELUND 1931, CLOETTA et al. 1942) fand keine Veränderung des cerebralen Mg- und Ca-Gehaltes von Kaninchen und Hunden bei tiefer $MgSO_4$-Narkose, ebensowenig konnten CLOETTA et al. (1934) bei Hunden in Barbiturat-, Paraldehyd- und Chloralosenarkose Einflüsse auf den Ca- und Mg-Gehalt des gesamten Hirngewebes feststellen. Sie beobachteten jedoch eine geringe Zunahme der Ca-Konzentration im Infundibulum während des Schlafes und konnten durch basale subarachnoidale Applikation von K-Salzen einen Ca-Verlust aus diesen Hirnregionen herbeiführen. Diese Beobachtung stand in Übereinstimmung mit Versuchen von DEMOLE (1927), wonach durch Ca-Injektionen in dieser

Region Schlaf ausgelöst werden kann, durch K-Injektionen dagegen Erregung. BERGEN et al. (1929) führten diesen Effekt jedoch auf eine mehr unspezifische Reaktion zurück, da sie sowohl durch K- und Ca-Injektionen, als auch manchmal durch bloßes Einstechen der Kanüle Schlaf herbeiführen konnten.

KATZENELBOGEN (1932) konnte dagegen keine Ca-Konzentrationsänderungen in dieser Region während der Narkose feststellen. Nach Messungen von ANDREWS et al. (1930) soll in der Narkose (Äther, Hund) sogar ein Anstieg des Ca-Gehaltes im ZNS (und in der Leber) um nahezu 50% erfolgen. HASHIMOTO (1937) fand dagegen nach zentralen Erregungszuständen eine Steigerung des Ca-Gehaltes im Hirn. OVERTON et al. (1960) konnten andererseits nach Elektroschockkrämpfen bei Ratten keine Änderungen des cerebralen Ca-Gehaltes nachweisen.

c) Umsatzmessungen mit radioaktiven Isotopen: Messungen des Ca- oder Mg-Umsatzes bei verschiedenen Funktionszuständen des ZNS sind nicht vorgenommen worden. Sie dürften auch keine wesentlichen Informationen vermitteln, da die Penetration dieser Ionen ins ZNS ähnlich langsam stattfindet wie für K- und Na-Ionen. Dies geht aus Messungen über den Zeitverlauf des Aktivitätsausgleiches zwischen Plasma, Liquor cerebrospinalis und Hirn nach i.v. Gabe dieser radioaktiven Ionen hervor (GREENBERG et al. 1943, ROGERS et al. 1959, SAMACHSON et al. 1959, OPPELT et al. 1962, 1963), bzw. kann aus der Geschwindigkeit des Konzentrationsausgleiches bei Perfusion der Hirnventrikel mit Lösungen verschiedener ionaler Zusammensetzung (DUNKER 1957) abgeleitet werden.

4. Zusammenfassung

Die verschiedenen in vivo-Messungen über den Ionenhaushalt bei bestimmten Funktionszuständen des ZNS haben zu keiner eindeutigen Aussage über eine mögliche kausale Beziehung geführt. Es konnten weder sichere Veränderungen der Serum- oder Gewebekonzentrationen, noch der cerebralen Umsatzgeschwindigkeiten für die interessierenden Ionen in der Narkose und bei zentralen Erregungszuständen nachgewiesen werden. Dieser negative Befund mag teils auf die eingangs erwähnten Grenzen der methodischen Möglichkeiten bei derartigen in vivo-Untersuchungen zurückzuführen sein, es können aber auch die im ZNS auf Grund theoretischer Überlegungen zu erwartenden Änderungen im Ionenhaushalt durch die außerordentliche Komplexität des Geschehens in vivo überlagert oder durch die enge Verflechtung mit verschiedenen Regulationsmechanismen rasch kompensiert werden. Das bisher besprochene experimentelle Vorgehen scheint somit zur Untersuchung der interessierenden Zusammenhänge zwischen Funktion und Ionenhaushalt im ZNS kaum geeignet zu sein.

IV. Über die Beziehungen zwischen dem Elektrolytstoffwechsel und verschiedenen Funktionen von Hirngewebe in vitro

1. Methodische Vorbemerkungen

Untersuchungen über das Verhalten des Hirnstoffwechsels in Abhängigkeit von verschiedenen Milieufaktoren, vor allem auch unter verschiedenen pharmakologischen Einflüssen, werden bereits seit Jahrzehnten an isoliertem zentralnervösem Gewebe (meistens an Hirnrindenschnitten) durchgeführt, da hierbei einfachere und besser überschaubare Verhältnisse als in vivo vorliegen. Gegen derartige Messungen wird allerdings immer wieder der Einwand erhoben, daß die erzielten Befunde nur mit großen Vorbehalten zur Deutung bestimmter in vivo-Vorgänge herangezogen werden können, da diese Präparate erhebliche funktionelle Mängel aufweisen. In Hirnschnitten ist das ursprüngliche morphologische und funktionelle Gefüge des Nervengewebes zwar erheblich beeinträchtigt, es existieren jedoch zweifellos noch intakte Nervenzellen, die unter geeigneten experimentellen Bedingungen zu einer gewissen funktionellen Tätigkeit angeregt werden können. In zahlreichen Untersuchungen an Hirnrindenschnitten konnte nämlich wiederholt gezeigt werden, daß durch bestimmte Formen elektrischer Reizung charakteristische Stoffwechselveränderungen bewirkt werden, die in Analogie zu in vivo-Beobachtungen als Zeichen einer funktionellen Tätigkeit der Nervenzellen betrachtet werden dürfen. So fanden sich z. B. vergleichbare Auswirkungen auf den Sauerstoffverbrauch, die Glykolyse, den Umsatz an energiereichen Phosphaten und den Elektrolythaushalt (s. McIlwain 1959, 1960, 1963). Bei der Beurteilung derartiger Versuche ist allerdings zu berücksichtigen, daß selbst diese einfachen Präparate noch außerordentlich komplexe Systeme darstellen, allein schon wegen der biochemischen und funktionellen Unterschiede zwischen Glia- und Nervenzellen (s. Hamberger et al. 1964, Kuffler et al. 1964, Nicholls et al. 1964, Tasaki et al. 1965, Hild et al. 1962). Dadurch wird vor allem die quantitative Bedeutung bestimmter Beobachtungen erheblich eingeschränkt. Ein weiterer Nachteil dieser Präparate besteht darin, daß die für die Funktion in vivo bedeutsamen inhibitorischen und excitatorischen Einflüsse von anderen Hirnregionen fehlen. Außerdem ist bei pharmakologischen Untersuchungen zu bedenken, daß im intakten Hirn der eigentliche Angriffsort der zu prüfenden Substanzen möglicherweise an anderer Stelle liegt, weshalb die Reaktionsweise und Empfindlichkeit gegen pharmakologische Einflüsse bei in vitro- und in vivo-Versuchen verschieden sein kann. Die vielfältigen Erfahrungen bei Versuchen mit Hirnschnitten lassen jedoch erkennen, daß an diesen Präparaten trotz all dieser Einschränkungen gewisse basale zentralnervöse Funktionen auf cellulärer

Ebene studiert werden können. Die Übertragbarkeit der Resultate auf in vivo-Verhältnisse muß jedoch immer unter Berücksichtigung der verschieden modifizierenden Faktoren geprüft werden.

a) Präparate: Um eine optimale Versorgung des isolierten Gewebes mit den für den normalen Zellstoffwechsel erforderlichen Substanzen (wie Sauerstoff, Substraten etc.) zu gewährleisten, müssen sehr dünne Schnitte verwendet werden, damit auch bei maximaler Stoffwechseltätigkeit in den zentralen Gewebeabschnitten noch ausreichende Konzentrationen dieser Substanzen durch Diffusion aus dem Inkubationsmedium erhalten werden können. Bei Säugetiergeweben, die bei 37 °C inkubiert werden, ist diese Grenzschichtdicke in der Regel unter 0,5 mm (meistens wird ein Wert um 0,35 mm angenommen). Sie läßt sich für den Einzelfall – je nach der Diffusionskonstante der betreffenden Substanz und der entsprechenden Stoffwechselrate – exakt berechnen (s. WARBURG 1930, FIELD 1948).

Solche Präparate können aus beliebigen Anteilen des Hirns entweder einzeln mit Rasierklingen und einer einfachen mechanischen Führung (z. B. MCILWAIN et al. 1962, KLAUS 1964 b, s. Anhang) oder in Serien mit einem Schneidegerät (z. B. MCILWAIN et al. 1953, 1962) hergestellt werden. Um Präparate mit möglichst zahlreichen funktionstüchtigen Nervenzellen zu erhalten, wird bevorzugt die graue Substanz der Großhirnhemisphären verwendet, aus der sich an einer Stelle oft 2–3 aufeinanderfolgende Schnitte gewinnen lassen.

Bei diesem Vorgehen werden allerdings zahlreiche Nervenzellen geschädigt, da durch das Schneideinstrument entweder die Zellen selbst oder ihre Fortsätze angeschnitten oder gequetscht werden, so daß ein Leck zwischen dem Intra- und Extracellulärraum entsteht, wodurch die Funktionstüchtigkeit der betreffenden Zelle stark beeinträchtigt wird oder ganz verloren geht. Es wurde zwar eine teilweise Abdichtung solcher Leckstellen durch Koagulation von Zellbestandteilen bei Kontakt mit dem Inkubationsmedium beobachtet (HEILBRUNN 1952, KUFFLER et al. 1964) und außerdem errechnet, daß bei derartigen Großhirnrindenschnitten nur 0,2% der gesamten Zelloberfläche ausfällt (HILL 1932), trotzdem ist aber eine nicht unwesentliche funktionelle Beeinträchtigung zu erwarten. Es ist deshalb nicht zweckmäßig, bei funktionellen Überlegungen eine Gewichtseinheit Gewebeschnitt mit einer Gewichtseinheit intaktem Gewebe in situ gleichzusetzen. In gewissen Grenzen läßt sich dieser Nachteil bei der Berechnung von Stoffwechselgrößen korrigieren, indem als Bezugswert das Trockengewicht der Schnitte verwendet wird, das dem entsprechenden Anteil intakter Zellen näherkommt als das Feuchtgewicht, da aus den geschädigten Zellen zumindest die löslichen Bestandteile während der Inkubation ausgetreten sind. Bei Untersuchungen über den Elektrolytstoffwechsel ist eine noch genauere Korrektur möglich, indem die Meßwerte für die Ionenkonzentrationen und den Ionenumsatz in der Gewebeprobe unter Berücksichtigung des Extracellulärraumes (zu dem auch die geschädigten Bezirke zu rechnen sind) und der entsprechenden extracellulären Konzentrationen nur auf den Intracellulärraum (der intakten Zellen) bezogen werden. Dadurch wird eine weitgehende Übereinstimmung bestimmter Stoffwechselgrößen isolierten Hirngewebes mit den in vivo-Werten erzielt (s. u.).

b) Versuchsbedingungen: Die in vivo-Bedingungen lassen sich in gewissen Grenzen dadurch imitieren, daß die Versuche bei 37 °C durchgeführt werden, daß eine optimale Versorgung mit Sauerstoff sichergestellt ist und daß als Inkubationsmedium Salzlösungen geeigneter ionaler Zusammensetzung mit physiologischem pH-Wert und osmotischem Druck und einer ausreichenden Konzentration an erforderlichen Substraten verwendet werden (Tab. 1). Wenn diese Lösungen in 30–100fachem Überschuß im Vergleich zu den Gewebeschnitten (10–100 mg/Ansatz) vorliegen, lassen sich Versuche über 1–3 Std mit nahezu konstanten Bedingungen durchführen.

Tabelle 1. *Zusammensetzung der Inkubationsmedien für Hirnschnitte im Vergleich zum Meerschweinchenserum. Konzentrationen in mM/l (z. T. nach* SPECTOR 1956)

Bestandteile	Krebslösung	Tyrodelösung	MS-Serum
Na	156	149	145
K	4,8	5,4	7,4
Ca	1,3	1,8	2,6
Mg	0,78	1,05	1,0
Cl	128	145	105
HPO_4	16,5	–	15,9
H_2PO_4	–	0,42	
HCO_3	–	11,9	
SO_4	0,78	–	
Glucose	10	10	

Solche Experimente mit Hirnschnitten werden bereits seit vielen Jahren in großer Zahl durchgeführt. Allerdings erlaubt dieses Vorgehen nur eine Prüfung der basalen Stoffwechseltätigkeit und führt deshalb nicht immer zu befriedigenden Resultaten, vor allem nicht bei Untersuchungen bestimmter pharmakologischer Einflüsse.

Die Verwendung elektrisch gereizter Hirnschnitte (s. McILWAIN 1953a, 1963) für derartige Untersuchungen stellte deshalb einen entscheidenden experimentellen Fortschritt dar. Diese Methode erlaubt eine Anregung verschiedener Stoffwechselvorgänge in isoliertem Hirngewebe, die mit den entsprechenden Vorgängen bei funktioneller Tätigkeit in vivo vergleichbar ist, und sollte deshalb eine genauere Aussage über mögliche Zusammenhänge zwischen Funktionszustand und bestimmten Stoffwechselgrößen unter in vitro-Bedingungen ermöglichen. (Einschränkungen s. o.).

Die elektrische Stimulation der Hirnschnitte erfolgt über Edelmetallelektroden, die aus einzelnen Drähten (McIlwain et al. 1962) oder einem engmaschigen Gitter (Klaus 1963, 1964a, b, s. Anhang) bestehen (Abb. 1).

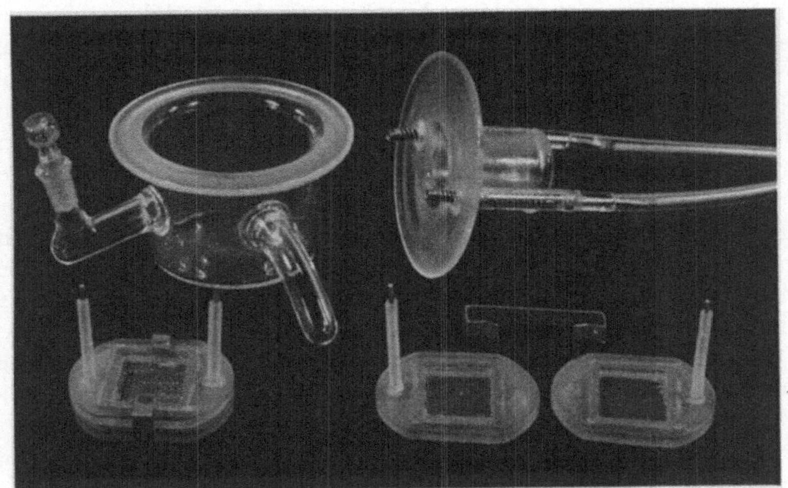

Abb. 1. Anordnung zur elektrischen Reizung von Hirnschnitten. Oben: Meßgefäß zur manometrischen Bestimmung des Sauerstoffverbrauches. Unten: Elektrodeneinzelteile und zusammengesetzte Elektrode. Einzelheiten s. Anhang.

Diese Elektroden dienen gleichzeitig als Halterung beim Transport der Hirnschnitte. Als Reizimpulse werden alternierend positive und negative Kondensatorentladungen (z. T. auch Rechteckimpulse) verwendet, die bei einer Frequenz von 100/sec, einer Zeitkonstanten von 0,4 msec und Impulshöhen von 5–20 Volt gut meßbare, reversible Funktionsänderungen bewirken. Ein entsprechendes Reizgerät wurde ursprünglich von Ayres et al. (1953) entwickelt und in modifizierter Form in neueren Untersuchungen (Wallgren 1963, Klaus 1963, 1964 a, b, Flörkemeier 1965) verwendet.

2. Kriterien für den Funktionszustand isolierten Hirngewebes

Eine Aussage über den Funktionszustand des isolierten Hirngewebes läßt sich durch Erfassung verschiedener Meßgrößen machen, die bei Änderung der Nerventätigkeit variieren:

a) Membranpotential: Das elektrische Potential der Zellmembran sollte am besten über den Funktionszustand des Hirngewebes informieren, da dieser auf charakteristischen Potentialänderungen basiert (s. o.). Danach müßte unter Ruhebedingungen (entsprechend der unterschiedlichen extra- und intracellulären Ionenverteilung und der spezifischen Membranpermeabilitäten) ein stabiles negatives Potential von 60–80 mV vorliegen, während bei der Erregung Aktionspotentiale (mit rascher Depolarisation und langsamerer Repolarisation) auftreten sollten. Derartige Potentialverhältnisse ließen sich an Hirnschnitten unter den geschilderten experimentellen Bedingungen zum Teil nachweisen. McIlwain et al. (Li et al. 1957, Hillmann 1961, Hillmann et al. 1961, 1963) haben mit Hilfe von Mikroelektroden die intracellulären Potentiale von Nervenzellen in Hirnschnitten abgeleitet und dabei Ruhepotentiale in der zu fordernden Größenordnung gemessen, sowie eine Depolarisation der Zellen bei Erhöhung der extracellulären K-Konzentration beobachtet (Hillmann et al. 1961), ganz entsprechend den Verhältnissen an anderen erregbaren Geweben (z. B. Steinbach 1952, Hodgkin et al. 1953, Jenerick 1953, Adrian 1956, Conway 1957, Carmeliet 1960). Aus methodischen Gründen war es jedoch nicht möglich, Aktionspotentiale bei elektrischer Stimulation dieser Präparate abzuleiten, doch konnten sie bei intermittierender Reizung im Ruheintervall nach einer Impulsserie eine Depolarisation nachweisen, die sich langsam wieder zurückbildete. Damit konnte mit elektrophysiologischer Methodik die stimulatorische Effektivität der erwähnten Reizung zumindest sehr wahrscheinlich gemacht werden.

Diese Methode vermag somit unter den geschilderten Bedingungen nur indirekte Hinweise auf den Funktionszustand des isolierten Hirngewebes zu geben. Sie ist in ihrer Durchführung auch relativ aufwendig, so daß sie für eine routinemäßige Kontrolle der funktionellen Aktivität von Hirnschnitten in Serienversuchen nicht geeignet erscheint.

b) Elektrolytumsatz: Da die elektrischen Potentialänderungen, die bei funktioneller Tätigkeit der Nervenzellen zu beobachten sind, auf charakteristischen Ionenverschiebungen zwischen dem Extracellulärraum und dem Intracellulärraum basieren, sollten Messungen des Elektrolytumsatzes in Hirnschnitten eine eindeutigere Aussage über den Funktionszustand dieser Präparate erlauben. Diese Bestimmungen sind jedoch ebenfalls mit gewissen methodischen Schwierigkeiten verbunden und bisher nur vereinzelt vorgenommen worden (Cummins et al. 1961, Keesey et al. 1965b, Klaus 1963, 1964a, b, Flörkemeier et al. 1965). Die Beziehungen zum cellulären Funktionsstoffwechsel werden in späteren Abschnitten dargestellt.

c) Sauerstoffverbrauch: Der Sauerstoffverbrauch des Gewebes ist dagegen eine sehr einfach meßbare Größe, die zweifellos in einer gewissen Korrelation zur funktionellen Aktivität der Nervenzellen steht. Nach den bisher vorgenommenen Untersuchungen kann er sogar als direktes Maß für den Funktionszustand der Hirnschnitte verwendet werden, wenn unter den gewählten Versuchsbedingungen der Ablauf der intracellulären Atmungsregulation nicht gestört ist (z. B. durch Entkopplung der oxydativen Phosphorylierung). Er wird dann nämlich im wesentlichen durch das Ausmaß des aktiven transmembranen Ionentransportes bestimmt, der in enger Beziehung zu den cellulären Erregungsvorgängen steht (s. Abschnitt IV 6).

Um das Verhalten des Elektrolytstoffwechsels isolierten Hirngewebes bei elektrischer Stimulation und der Einwirkung von Pharmaka beurteilen zu können, kann deshalb der Sauerstoffverbrauch als einfachster und relativ verläßlicher Indikator für den Aktivitätszustand des Nervengewebes verwendet werden.

3. Sauerstoffverbrauch von isoliertem Hirngewebe unter verschiedenen experimentellen Bedingungen

a) Einfluß der elektrischen Reizung: Die Messung des O_2-Verbrauches von elektrisch stimulierten Hirnschnitten kann manometrisch mit der üblichen Warburgmethode vorgenommen werden, wenn entsprechende Gefäße, die für die Aufnahme der Reizelektroden geeignet sind (Abb. 1), sowie die erwähnten Impulsqualitäten (die keine Reizartefakte bewirken), verwendet werden. Bei Inkubation in Krebs-Ringer-Lösung mit Glukose als Substrat und Sauerstoffatmosphäre kann (bei 37 °C) über Stunden eine konstante Atmung der Präparate erhalten werden (Abb. 2a, b). Bei Beginn der elektrischen Reizung wird die Atmungsgeschwindigkeit rasch auf ein höheres Niveau gesteigert und kehrt nach Beendigung allmählich wieder auf den Ausgangswert zurück. Das Ausmaß dieses Reizeffektes ist stark abhängig von der Impulshöhe (z. B. Abb. 3, s. auch McIlwain 1951a, 1953a, 1954a, 1956, Ayres et al. 1953, McIlwain et al. 1957).

Für das Zustandekommen dieses Reizeffektes ist die Anwesenheit eines geeigneten Substrates (z. B. Glukose) und einer minimalen extracellulären Na-Konzentration (Gore et al. 1952) erforderlich. Bei Substratmangel bewirkt die Reizung dagegen keine Steigerung, sondern eine raschere Abnahme des Sauerstoffverbrauches als unter Ruhebedingungen (McIlwain et al. 1953, Sutherland et al. 1955, McIlwain 1959). Eine derartig charakterisierte Zunahme der Gewebeatmung bei elektrischer Stimulation zeigen nur erregbare Gewebe, wie Nerven- und Muskelpräparate, nicht aber Schnitte aus parenchymatösen Geweben, wie Niere (Kratzing 1951) und gliösen Hirntumoren (McIlwain 1954b).

In Versuchen mit Schnitten aus der Großhirnrinde von Meerschweinchen betrug der O_2-Verbrauch in der Ruhe 9,8 μl/mg TG/h (87 μM/g Hirn/h bzw. 3,3 ml/100 g/min) und stieg bei elektrischer Reizung mit 7,5 V-Impulsen um rund 40% auf 14,0 μl/mg TG/h (125 μM/g Hirn/h bzw. 4,7 ml/100g/min) an (Klaus 1963, 1964 a, b, s. Tab 2). Ein Vergleich dieser Werte mit Angaben über die in vivo-Atmung des Hirns und die Wirkung

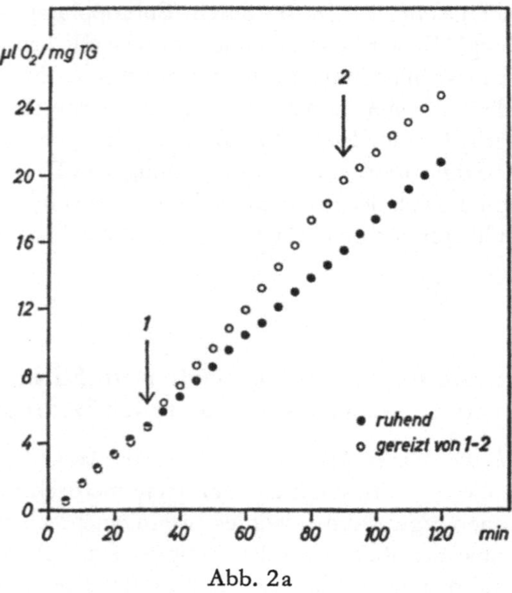

Abb. 2a

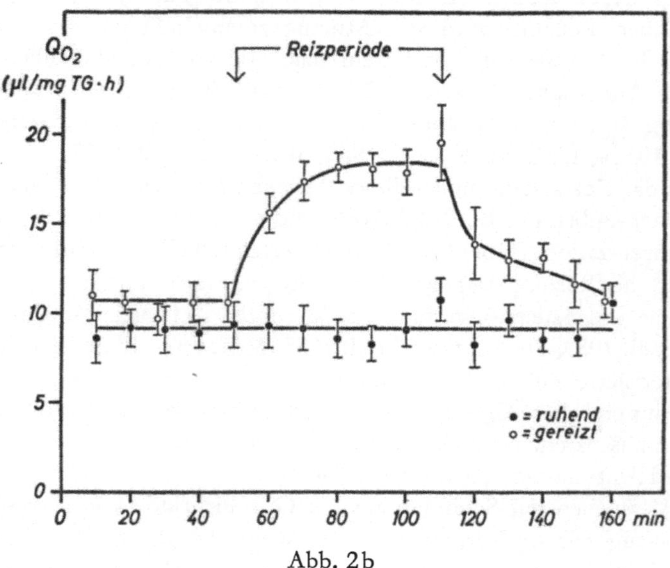

Abb. 2b

Abb. 2. Sauerstoffverbrauch von Hirnschnitten bei elektrischer Reizung. a) Einzelversuch. b) Zusammenfassung der Meßwerte aus 11 Versuchen (KLAUS 1964a).

elektrischer Stimulation auf den O_2-Verbrauch von Hirnschnitten durch die Arbeitsgruppe von McILWAIN zeigt eine relativ gute Übereinstimmung:

Der O_2-Verbrauch des gesamten Hirns in vivo (ohne speziell gesteigerte Aktivität) wird mit etwa 90 μM/g/h angegeben (McILWAIN 1959, CICARDO 1945, SCHMIDT et al. 1945, KETY 1948, 1955) bzw. in einer Zusammenstellung zahlreicher Literaturwerte von THEWS (1960) mit 3,4 ml/100 g/min. Auch die Atmung vollständig isolierter Hirne liegt in dieser Größenordnung (90–130 μM/g/h) (CHUTE et al. 1939, SCHMIDT et al. 1945, McILWAIN

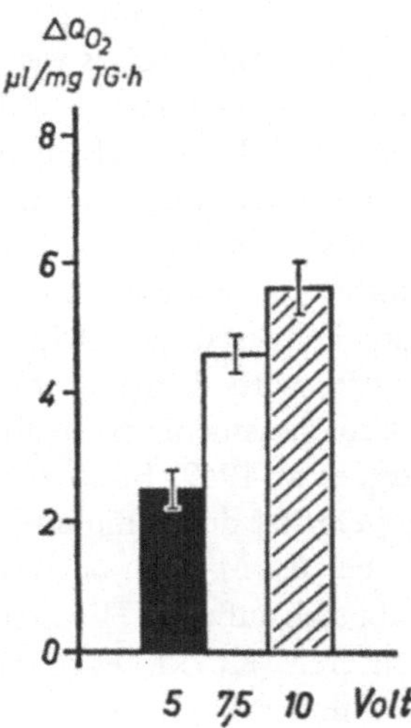

Abb. 3. Abhängigkeit des zusätzlichen Sauerstoffverbrauches von Hirnschnitten bei elektrischer Reizung mit verschieden starken Impulsen (nach FLÖRKEMEIER et al.).

1956). Da bei diesen Messungen keine Unterscheidung zwischen grauer und weißer Substanz möglich ist, sondern nur summarisch der Gesamtverbrauch ermittelt werden kann, dürfte der O_2-Verbrauch der Großhirnrinde in vivo sicherlich höher liegen. McILWAIN (1959) nahm für die Hirnrinde eine etwa doppelt so hohe Aktivität wie für die Markzone an, sowie ein Massenverhältnis der grauen zur weißen Substanz von 1:1, und schätzte danach die in vivo-Atmung der Großhirnrinde auf rund 120 μM/g/h. THEWS (1960) errechnete einen ähnlichen Wert (5 ml/100/min bzw. 135 μM/g/h) für den O_2-Verbrauch der grauen Substanz in vivo bei funktioneller Tätigkeit. In dieser Größenordnung liegen auch die Werte für elektrisch stimulierte Hirnschnitte (s. o. und KRATZING 1951, 1953, McILWAIN 1951 a, b, 1953 a, b, 1954 a, b, GORE et al. 1952, AYRES et al. 1953, HEALD 1953, VARON et al. 1961, LINDBOHM et al. 1962, McILWAIN et al. 1963). Mit dieser Methode lassen sich zwar bei stärkerer Reizung noch höhere Werte erzielen, z. B. mit

10 V-Impulsen 170 μM/g/h (Klaus 1963, 1964 b), mit 15 V-Impulsen 200 μM/g/h (Lindbohm et al. 1962), sie entsprechen dann aber bereits dem in vivo-O_2-Verbrauch bei Pentetrazolkrämpfen (McIlwain 1956).

b) Einflüsse des Ionenmilieus: Eine große Ähnlichkeit mit dem elektrischen Reizeffekt auf den Sauerstoffverbrauch von Hirnschnitten zeigt auch die durch gewisse Veränderungen der Ionenkonzentrationen im Inkubationsmedium bedingte Stimulation des Hirnstoffwechsels. Sowohl durch Erhöhung der extracellulären K-Konzentration (Dickens et al. 1935, Ashford et al. 1935, Canzanelli et al. 1941/42, Dixon 1949, Lipsett et al. 1950, Davies et al. 1950, Gore et al. 1952, McIlwain 1952a, Gosh et al. 1954, Tsukada et al. 1955, Vrba et al. 1958, Bassi et al. 1960, Elliott et al. 1962, Hertz et al. 1963, Zadunaisky et al. 1963) als auch durch Erniedrigung der extracellulären Ca-Konzentration (Dickens et al. 1935, Gore et al. 1952, Buchel 1953, Kratzing 1953, Hertz et al. 1962) kann der Sauerstoffverbrauch von Hirnschnitten gesteigert und die anaerobe Glykolyse gehemmt werden. Ein entgegengesetzter Effekt, eine Hemmung des O_2-Verbrauches der Hirnschnitte, wird dagegen bei Erhöhung der Ca- oder Mg-Konzentration des Inkubationsmediums beobachtet (z. B. Dickens et al. 1935, Jowett 1938, Peiss et al. 1949, Bissold 1963, Flörkemeier et al. 1965). Am stärksten ausgeprägt ist der stimulierende Effekt bei extracellulären K-Konzentrationen über 0,1 M bzw. bei völligem Ca-Mangel in der Badlösung. Dieser Effekt läßt sich außer an Hirnschnitten ebenfalls nur noch an Muskelgewebe demonstrieren (Keynes et al. 1954, Muller et al. 1960, Mullaney 1961, Hertz et al. 1963, O'Neill et al. 1963), nicht aber an parenchymatösen Gewebepräparaten (Dickens et al. 1935, Mudge 1951, Taggart et al. 1953, Elliott et al. 1962, Hertz et al. 1963). Voraussetzung für die stimulatorische Wirkung dieser Ionenveränderungen ist wiederum die Anwesenheit eines oxydierbaren Substrates (Glukose, Pyruvat, Laktat) (Lipsett et al. 1950), sowie einer minimalen extracellulären Na-Konzentration von 10–20 mM (Dickens et al. 1935, Canzanelli et al. 1941/42, Tsukada et al. 1955, 1958, Pappius et al. 1958, Elliott et al. 1962, Hertz et al. 1962). Die auffallende Parallelität zwischen den notwendigen Randbedingungen für das Zustandekommen des elektrischen und ionalen Stimulationseffektes auf die Atmung von Hirnschnitten könnte als Hinweis auf ein gemeinsames Grundprinzip ihres Wirkungsmechanismus betrachtet werden (s. Abschnitt IV 6).

c) Wirkungen von Narkosemitteln: Bei der Anwendung von Narkosemitteln konnte in zahlreichen Versuchen eine Verminderung des O_2-Verbrauches von nicht speziell stimulierten Hirnschnitten und Homogenaten demonstriert werden (Quastel et al. 1932, Davies et al. 1933, Jowett et al. 1937, Jowett 1938, Michaelis et al. 1941, Westfall 1949, 1951 a, b, Rosenberg et al. 1950, Webb et al. 1951, Haft et al. 1952, Quastel 1952,

Tabelle 2. *Zusammenstellung sämtlicher Q_{O_2}-Werte (µl/mg TG/h) ruhender und gereizter Hirnschnitte unter Kontrollbedingungen und dem Einfluß verschiedener Pharmaka. Angegeben sind Mittelwerte mit ihren mittleren Fehlern aus der in Klammern vermerkten Anzahl von Einzelwerten. (Bei den Versuchen mit Halothan fehlt der Kontrollverlauf, da dieses Narkosemittel in gasförmiger Form vorliegt und bereits von Versuchsbeginn an auf die Hirnschnitte einwirkt)*

Versuchsgruppen	Konzentration (g/ml)	Gereizte Präparate			Ruhende Präparate	
		Vorperiode	Reizperiode			
			vor Substanzzugabe	nach Substanzzugabe	vor Substanzzugabe	nach Substanzzugabe
Kontrollen		9,8 ± 0,2 (218)	13,6 ± 0,3 (178)	14,5 ± 0,2 (154)	9,6 ± 0,2 (132)	9,6 ± 0,3 (95)
Pentobarbital	5 × 10^{-5}	11,6 ± 0,7 (18)	16,1 ± 1,1 (18)	15,3 ± 1,2 (19)	10,8 ± 0,6 (36)	9,4 ± 1,0 (21)
	1 × 10^{-4}	10,7 ± 0,9 (12)	14,8 ± 1,0 (11)	12,3 ± 1,3 (21)	11,3 ± 0,6 (23)	11,9 ± 0,9 (19)
	2 × 10^{-4}	10,8 ± 0,5 (36)	14,9 ± 0,7 (36)	11,2 ± 0,7 (45)	9,3 ± 0,4 (52)	8,8 ± 0,3 (47)
	5 × 10^{-4}	12,1 ± 0,7 (5)	16,7 ± 0,3 (5)	8,7 ± 3,1 (5)	9,9 ± 1,2 (5)	3,5 ± 1,0 (5)
	1 × 10^{-3}	9,2 ± 0,6 (12)	12,3 ± 0,7 (12)	4,9 ± 0,6 (18)	9,0 ± 1,0 (24)	2,6 ± 0,4 (6)
Thiopental	1 × 10^{-4}	8,1 ± 0,5 (12)	11,2 ± 0,5 (12)	9,7 ± 0,3 (20)	9,1 ± 0,6 (12)	9,7 ± 0,3 (10)
	2 × 10^{-4}	8,0 ± 0,6 (18)	11,5 ± 0,7 (18)	8,7 ± 0,5 (30)	9,9 ± 0,4 (24)	10,3 ± 0,7 (20)
	5 × 10^{-4}	12,7 ± 0,9 (12)	17,8 ± 1,1 (12)	10,0 ± 0,7 (24)	11,9 ± 0,8 (24)	7,1 ± 0,8 (23)
Hexobarbital	2,5 × 10^{-4}	8,3 ± 0,6 (12)	12,3 ± 0,6 (12)	11,2 ± 0,6 (24)	7,9 ± 0,6 (10)	8,4 ± 0,6 (12)
	3 × 10^{-4}	10,2 ± 0,3 (24)	14,0 ± 0,6 (24)	9,4 ± 0,4 (48)	8,1 ± 0,4 (24)	8,0 ± 0,4 (44)
	4 × 10^{-4}	9,6 ± 0,5 (18)	12,9 ± 0,4 (18)	7,8 ± 0,5 (36)	9,9 ± 0,5 (24)	6,7 ± 0,5 (24)
	5 × 10^{-4}	9,4 ± 0,5 (12)	13,4 ± 0,6 (12)	6,5 ± 0,5 (24)	8,0 ± 0,5 (12)	5,2 ± 0,8 (12)
Hydroxydion	1 × 10^{-4}	8,4 ± 0,4 (24)	12,3 ± 0,5 (24)	10,4 ± 0,4 (47)	9,3 ± 0,5 (24)	9,7 ± 0,6 (20)
	2 × 10^{-4}	9,3 ± 0,3 (24)	12,7 ± 0,5 (24)	10,2 ± 0,4 (48)	9,2 ± 0,4 (24)	9,5 ± 0,4 (24)
	4 × 10^{-4}	12,1 ± 0,6 (30)	15,1 ± 0,6 (30)	12,2 ± 0,5 (60)	11,7 ± 0,5 (48)	11,7 ± 0,5 (48)
	5 × 10^{-4}	10,2 ± 0,6 (30)	14,6 ± 0,6 (30)	10,7 ± 0,5 (56)	9,9 ± 0,5 (60)	9,5 ± 0,5 (56)
	1 × 10^{-3}	8,9 ± 0,4 (12)	10,1 ± 0,4 (12)	8,8 ± 0,7 (24)	10,0 ± 0,9 (48)	7,5 ± 0,4 (48)
Chloralhydrat	5 × 10^{-4}	8,2 ± 0,6 (5)	11,4 ± 1,3 (7)	11,2 ± 0,4 (9)	9,6 ± 0,6 (24)	10,3 ± 0,9 (18)
	1 × 10^{-3}	10,0 ± 0,5 (36)	13,9 ± 0,6 (36)	10,6 ± 0,4 (71)	10,0 ± 0,4 (36)	9,0 ± 0,9 (36)
Barbitursäure	1 × 10^{-3}	8,9 ± 0,6 (30)	13,2 ± 0,5 (30)	13,7 ± 0,5 (47)	9,5 ± 0,5 (48)	10,1 ± 0,6 (45)
Halothan	1 Vol.%	8,7 ± 0,4 (12)		12,0 ± 0,7 (12)		11,5 ± 0,3 (42)
	2 Vol.%	9,8 ± 0,5 (24)		11,0 ± 0,8 (24)		10,9 ± 0,1 (82)
	4 Vol.%	10,1 ± 1,0 (36)		9,3 ± 0,4 (54)		11,8 ± 0,4 (103)
Mittelwerte aller Versuchsgruppen *ohne* Kontrollen und Halothan		9,9 ± 0,1 (382)	13,7 ± 0,2 (383)		9,9 ± 0,1 (582)	

1955, 1962, GHOSH et al. 1954, HEEG et al. 1959, ERWIN et al 1963), doch waren die hierzu erforderlichen Konzentrationen weitaus höher als den in vivo-Verhältnissen entsprach und lagen in einem Bereich, wo auch der oxydative Stoffwechsel anderer Gewebe beeinträchtigt wurde. Diese geringe Empfindlichkeit der Hirnpräparate bzw. die geringe Spezifität der Narkosemittelwirkung ließ Zweifel an der Bedeutung der mit diesem experimentellen Vorgehen erzielten Befunde aufkommen.

Die Beobachtung von BRINK et al. (1952) über eine gesteigerte Empfindlichkeit des O_2-Verbrauches elektrisch gereizter Froschnerven gegenüber der Hemmwirkung von Chloreton diente als Anregung für entsprechende Versuche an „funktionell stimulierten“ Hirnschnitten (durch elektrische Reizung, Ca-Mangel oder K-Überschuß), dabei wurde übereinstimmend eine stärkere Hemmung des angeregten O_2-Verbrauches als des Ruheverbrauches durch dieselbe Konzentration eines Narkosemittels festgestellt (MCILWAIN 1953a, GHOSH et al. 1954, ELLIOTT 1955, CONWAY 1957, MCILWAIN et al. 1957, QUASTEL 1958, COHEN et al. 1960, KOZAWA 1961, WALLGREN 1961, LINDBOHM et al. 1962). Bei diesem Vorgehen läßt sich für jedes Narkosemittel ein Konzentrationsbereich finden, in dem die funktionelle Anregung des O_2-Verbrauches bei elektrischer Reizung vollständig verhindert werden kann, ohne daß bereits eine Beeinträchtigung des Ruheverbrauches erfolgt

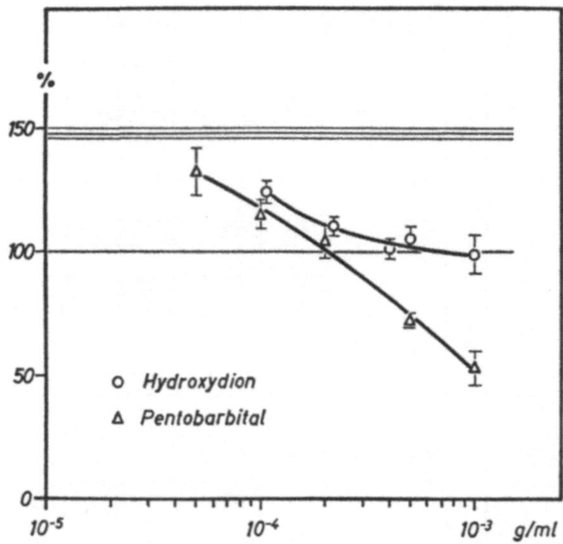

Abb. 4. Abhängigkeit des Sauerstoffverbrauches elektrisch gereizter Hirnschnitte (in Prozent des Ruheverbrauches) von der Konzentration zweier Narkosemittel (g/ml). Die durchgezogene Linie bei 100 % entspricht dem mittleren Ruhekontrollwert, die Linie bei 148 % dem Sauerstoffverbrauch der gereizten Kontrollpräparate (KLAUS 1964b).

(s. Abb. 4, 5). Für 5 Narkosemittel wurden danach die folgenden äquieffektiven Konzentrationen ermittelt (Klaus 1964a, b): Pentobarbital 2×10^{-4}, Thiopental 2×10^{-4}, Hexobarbital 3×10^{-4}, Chloralhydrat 1×10^{-3} g/ml,

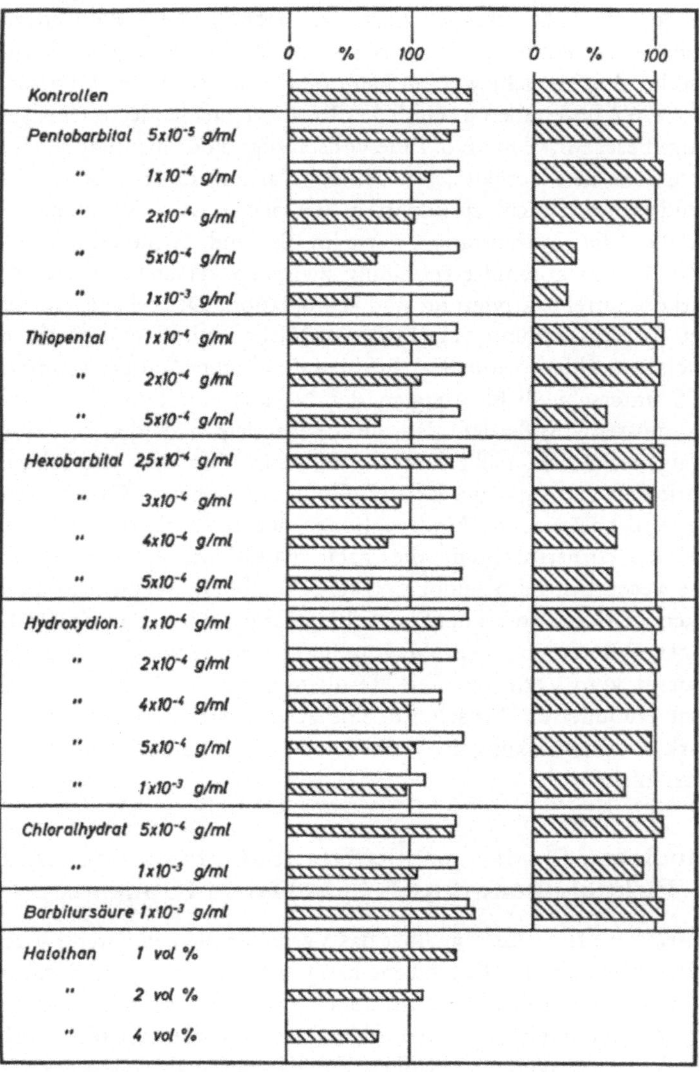

Abb. 5. Zusammenstellung der mittleren Q_{O_2}-Werte von Hirnschnitten (in Prozent der dazugehörigen Ruhekontrollwerte) unter dem Einfluß verschiedener Narkosemittel. In der linken Spalte sind die Werte für elektrisch gereizte Präparate, in der rechten Spalte sind die Werte für ruhende Präparate dargestellt. Helle Säulen = O_2-Verbrauch vor dem Zusatz der Testsubstanzen; schraffierte Säulen = O_2-Verbrauch unter der Einwirkung von Testsubstanzen.

Halothan 2–3 Vol%. Einen entsprechenden Effekt hatte die Erhöhung der Mg-Konzentration im Inkubationsmedium von 0,78 auf 15,6 mM/l (FLÖRKEMEIER et al. 1965). (Nichtsubstituierte Barbitursäure, die in vivo auch nicht narkotisch wirkt, hatte selbst in einer Konzentration von 10^{-3} g/ml keinen Einfluß auf den O_2-Verbrauch dieser Präparate.) Diese Konzentrationswerte liegen annähernd in einem Bereich, der auch in vivo während der Narkose im Blut erreicht werden kann (s. COHEN et al. 1960, PRICE 1960, QUASTEL 1963) und stehen in ähnlicher Relation zueinander wie bei der Anwendung dieser Mittel in vivo. Eine vollständige und quantitative Übereinstimmung mit den Verhältnissen bei der Narkose in vivo besteht jedoch nicht und ist auch nicht zu erwarten. Bei den in vitro-Versuchen fehlen nämlich die – die Konzentrationswerte im Blut und ZNS modifizierenden – Einflüsse der Narkosemittelverteilung zwischen verschiedenen Geweben, der Narkosemittelinaktivierung und -elimination. Diese Faktoren machen sich bei der Anwendung verschiedener Narkosemittel quantitativ unterschiedlich bemerkbar, weshalb zur Erzielung gleicher Wirkkonzentrationen im ZNS unterschiedliche Mengen der Narkosemittel in vivo appliziert werden müssen. Außerdem ist die verwendete Art der funktionellen Anregung sicherlich nicht übereinstimmend mit der physiologischen Stimulation in vivo und die Beschränkung auf isoliertes Großhirnrindengewebe vernachlässigt die Modifikationen der Zellfunktion durch andere, subcorticale Hirnstrukturen, die nach EEG-Untersuchungen bei der Narkose wesentlich mitbeteiligt sind (s. NGAI 1963). Wenn man diese einschränkenden Faktoren bei der Beurteilung der geschilderten in vitro-Untersuchungen in Rechnung stellt, überrascht die relativ gute Übereinstimmung mit dem in vivo-Verhalten. Die Resultate zeigen, daß die Verwendung elektrisch stimulierter Hirnschnitte eine geeignetere Methode zur Prüfung der Narkosemittelwirkung in vitro darstellt, als Versuche mit ruhenden Schnitten allein.

4. Grundlagen für die quantitative Bestimmung des cellulären Elektrolytstoffwechsels in isoliertem Hirngewebe

a) Methoden: Eine Aussage über das Verhalten des cellulären Elektrolythaushaltes in isoliertem Hirngewebe kann durch gleichzeitige Bestimmung der intracellulären Ionenkonzentrationen und der transmembranen Austauschgeschwindigkeit der entsprechenden radioaktiven Isotope erhalten werden. Auf diese Weise ist wiederholt der K-Haushalt (KREBS et al. 1951, CUMMINS et al. 1961, KLAUS 1963, 1964 a, b, FLÖRKEMEIER et al. 1965), vereinzelt auch der Umsatz von Ca (LOLLEY 1963, KLAUS 1963, 1964 a, b, FLÖRKEMEIER et al. 1965 b) und Na (KEESEY et al. 1965 b), bisher jedoch (aus methodischen Gründen) noch nicht der Mg-Haushalt von Hirnschnitten untersucht worden.

Die Gewebekonzentrationen von K und Na werden meistens nach Veraschung der Proben flammenphotometrisch, die Ca-Konzentration komplexometrisch bestimmt (s. Anhang). Die Aufnahmegeschwindigkeiten der radioaktiven Ionen lassen sich aus dem Zeitverlauf der Äquilibrierung des Gewebes in entsprechenden radioaktiven Inkubationsmedien ermitteln, die Abgabegeschwindigkeiten aus dem Zeitverlauf des Aktivitätsverlustes vollständig äquilibrierter Präparate bei Inkubation in inaktiver Lösung bestimmen. Aus diesen Daten (Konzentration, Austauschgeschwindigkeit) kann dann die Größe des Ionenumsatzes durch die Zellmembran, in beiden Richtungen (Influx und Efflux in pmol/cm^2/sec oder μM/g/sec), sowie die Anteile verschieden schnell austauschender Fraktionen am Gesamtumsatz errechnet werden (s. Anhang).

Voraussetzung für diese quantitative Auswertung der Meßdaten ist die möglichst genaue Kenntnis der *intra*cellulären Ionenkonzentrationen (in mÄq/l Zellwasser). Dies erfordert eine Umrechnung der Meßwerte für den gesamten Elektrolyt- und Wassergehalt einer Gewebeprobe unter Berücksichtigung des Extracellulärraumes und der extracellulären Konzentrationen (die mit den Konzentrationen im Medium übereinstimmend angenommen werden). Alle diese zusätzlichen, für die exakte Berechnung des Elektrolythaushaltes erforderlichen Messungen (ECR und Wassergehalt) sollten unter denselben experimentellen Bedingungen vorgenommen werden wie die eigentlichen Messungen der Ionenkonzentrationen, damit die durch die Meßungenauigkeiten bedingten Fehler dieser Korrekturglieder möglichst klein bleiben.

b) Extracellulärraum: Die Angaben über die Größe des Extracellulärraumes im Hirngewebe variieren z. T. erheblich, je nach der verwendeten Bestimmungsmethode und den besonderen experimentellen Bedingungen. Für derartige Messungen werden bevorzugt die folgenden vier, prinzipiell verschiedenen Methoden verwendet, die in unterschiedlichem Maße für in vivo- und in vitro-Untersuchungen geeignet erscheinen: 1. Ausmessen der Intercellularspalten im elektronenmikroskopischen Bild, 2. Bestimmung der elektrischen Leitfähigkeit des Gewebes, 3. Bestimmung des Verteilungsraumes einer nicht in den Intracellulärraum penetrierenden Substanz (z. B. Inulin), 4. Analyse des Zeitverlaufes der Aufnahme (oder Abgabe) von Substanzen, die unterschiedlich schnell in den Extracellulärraum und Intracellulärraum eindringen (bzw. daraus abgegeben werden) (z. B. ^{24}Na, ^{36}Cl). Bei Untersuchungen in vivo oder an isolierten ganzen Hirnen sind die beiden ersten Methoden trotz einiger Einschränkungen zu bevorzugen (s. Ames et al. 1966), da die Verteilung von Substanzen im Hirngewebe – auf der die anderen Methoden basieren – durch die geringe Permeabilität der Bluthirnschranke erheblich modifiziert werden kann (Wallace et al. 1939, Davson et al. 1959). Bei Bestimmungen des extracellulären Verteilungsvolumens von Substanzen kann die Ermittlung des „Endwertes" zu einem einzigen Zeitpunkt nach dem Einwirkungsbeginn (wenn vollständige Äquilibrierung vermutet wird) leicht zu Fehlinterpretationen führen, da auf diese Weise nicht zwischen der Aufnahme in den Extracellulärraum und in andere Gewebekompartimente differenziert werden kann.

Dies könnte die Erklärung für einige abweichende Resultate bei der Bestimmung des Extracellulärraumes im Hirngewebe sein, z. B. für die beobachtete Abhängigkeit der „Extracellulärraum"-Größe von der Art der verwendeten Substanz. Von DAVSON et al. (1955, 1959, 1965) wurden bei Inkubation isolierter ganzer Hirne in physiologischen Salzlösungen folgende Verteilungsräume ermittelt: für Saccharose 16%, ^{131}Jodid 30%, Chlorid 42% und ^{24}Na 50% (in vivo 35%) des gesamten Gewebes. ZADUNAISKY et al. (1963, 1965) bestimmte in ähnlichen Versuchen am Froschhirn den Inulinraum zu 16% und den extracellulären ^{24}Na-Raum zu 24%. STREICHER (1961) fand überdies eine Abhängigkeit der Größe des Thiozyanatraumes des Rattenhirns in vivo von der Thiozyanatkonzentration im Plasma. Die Werte für den „Extracellulärraum" variierten danach zwischen 4 und 17%. Zusätzliche Schwierigkeiten beim Vergleich von Literaturangaben kann außerdem noch die Speciesabhängigkeit dieser Werte bewirken, so fanden BOURKE et al. (1965) folgende corticale Verteilungsräume (in vivo) für Inulin und Saccharose: beim Meerschweinchen 21%, bei der Katze 27%, beim Schimpansen 39%.

Messungen der corticalen Impedanz in situ führen zu relativ niedrigen Werten für die extracelluläre Phase, je nach Species und Bedingungen 10 bis 25% (VAN HARREVELD et al. 1956, 1960, 1966, RANCK 1963). Die elektronenmikroskopischen Untersuchungen ergaben sogar noch niedrigere Schätzungen für den Anteil der echten Intercellularspalten am Gesamtgewebe, die Werte lagen vorwiegend zwischen 3–5% (MAYNARD et al. 1957, SCHULTZ et al. 1957, GERSCHENFELD et al. 1959, HORSTMANN et al. 1959, HORSTMANN 1962, KUFFLER et al. 1964). In diesem Bereich liegt allerdings auch der von WOODBURY et al. (1955, 1958) für das Rattenhirn in vivo ermittelte $^{35}SO_4$- und Inulinraum (der ^{36}Cl-Raum betrug hierbei rund 25%). Bei einer Schwellung des Gewebes, die durch eine Zunahme des Inulin- und Thyozianatraumes und des Wassergehaltes charakterisiert war, war die Größe der Intercellularspalten nicht verändert, dagegen eine signifikante Schwellung der Gliazellen festzustellen (GERSCHENFELD et al. 1959, HORSTMANN et al. 1959). Diese Beobachtung führte zu der Vorstellung, daß der echte Intercellularraum im Hirn außerordentlich gering ist, daß jedoch die Gliazellen als Wasser- und Elektrolytreservoir dienen können und möglicherweise funktionell dem Extracellulärraum zuzuordnen sind (GERSCHENFELD et al. 1959, HORSTMANN et al. 1959, KATZMANN 1961, HILD et al. 1962, KOCH et al. 1962, KUFFLER et al. 1964).

Bei Versuchen mit Hirnschnitten werden dagegen übereinstimmend wesentlich größere Werte für den Extracellulärraum gefunden. Sie variieren – je nach Art der verwendeten Präparate und dem methodischen Vorgehen – nur relativ geringfügig zwischen 50 und 60% (ALLEN 1955, PAPPIUS et al. 1956a, b, 1962, 1965, MCLENNAN 1957, VARON et al. 1961, BACHELARD et al. 1962). Bei Messungen des zeitlichen Verlaufes der Aufnahme von Inulin, Chlorid, Methylsulfat in Hirnschnitte fanden sich jeweils zwei unterschiedlich schnelle Prozesse und unterschiedliche Endverteilungsräume (55, 75 bzw. 73% des gesamten Gewebes) (s. Abb. 6, Tab. 3). Die

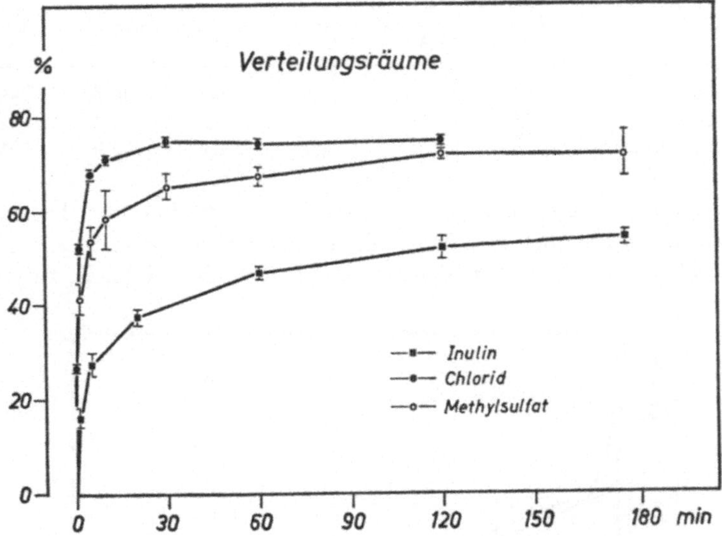

Abb. 6. Verteilungsräume von Inulin, Chlorid und Methylsulfat in Hirnschnitten in Prozent des gesamten Gewebes (nach KLAUS 1964b).

Zeitkonstanten für die einzelnen Äquilibrierungsphasen lassen vermuten, daß nur die schnelle Komponente der Chlorid- und Methylsulfataufnahme der Verteilung im Extracellulärraum zuzuordnen ist, während die langsamere Komponente der Aufnahme in den Intracellulärraum entspricht (KLAUS 1964b). Danach wurde für Chlorid und Methylsulfat ein extracellulärer Verteilungsraum von 62% bzw. 56% errechnet. Dagegen scheinen beide Phasen der Inulinaufnahme der Verteilung im Extracellulärraum zuzuordnen zu sein. Möglicherweise entsprechen die beiden unterschiedlich schnellen Komponenten dem Eindringen in zwei verschiedene extracelluläre Kompartimente, wie z. B. durch die Präparation geschädigte Zellen und den eigentlichen Intercellularspalten. Die Größe dieser Verteilungsräume wurde durch elektrische Reizung der Hirnschnitte und durch Behandlung mit Barbituraten nicht beeinflußt (s. auch VARON et al. 1961). Eine weitere Schätzung der Extracellulärraum-Größe wurde durch eine Kurvenanalyse der ^{42}K-Abgabe aus vollständig äquilibrierten Hirnschnitten ermöglicht (Abb. 7).

Tabelle 3. *Zusammenstellung der Verteilungsräume von Inulin, Chlorid und Methylsulfat in Hirnschnitten in Prozent des Gesamtgewebes. Außerdem sind die prozentualen Anteile der schnellen und langsamen Komponente an der Gesamtaufnahme mit den dazugehörigen Halbwertszeiten (in min) angegeben. Aus der schnellen Komponente der Chlorid- und Methylsulfataufnahme und dem entsprechenden Gesamtverteilungsraum wurden deren extracelluläre Anteile berechnet. GVR = Gesamtverteilungsraum, EVR = extracellulärer Verteilungsraum. Einzelheiten s. Text*

Substanzen	GVR (%)	schnelle Phase (%)	schnelle Phase (min)	langs. Phase (%)	langs. Phase (min)	EVR (%)
Inulin	55	42	3,0	58	40,0	55
Chlorid	75	83	0,6	17	7,5	62
Methylsulfat	73	77	1,7	23	24,0	56

Dieses Verfahren scheint in ähnlicher Weise zur Bestimmung des Extracellulärraumes geeignet zu sein wie die häufiger verwendete Messung der Abgabecharakteristik von radioaktivem Na, Br oder Cl (z. B. COTLOVE

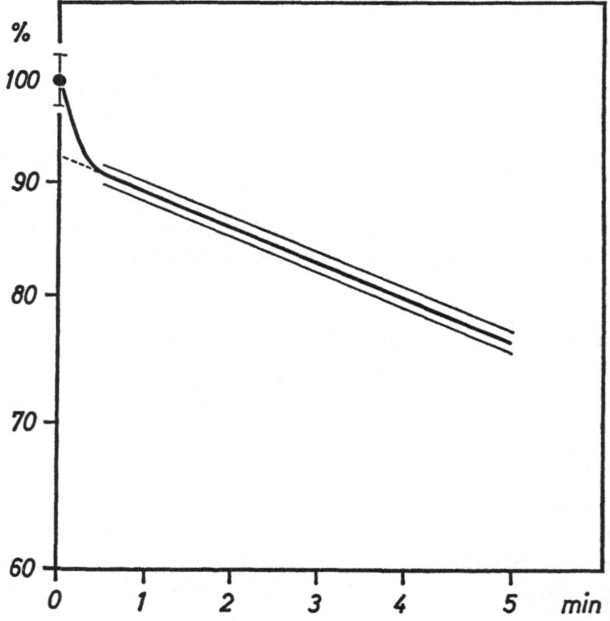

Abb. 7. Bestimmung der verschieden schnell austauschenden K-Fraktionen. Die ^{42}K-Aktivität des Gewebes während einer inaktiven Spülperiode ist in Prozent des Ausgangswertes dargestellt. Einzelheiten s. Text.

1954, JOHNSON 1955, ADRIAN 1961, LAMB 1961). Die schnelle Komponente der ^{42}K-Abgabe – die dem Austreten der radioaktiven Ionen aus dem Extracellulärraum zugeordnet werden kann – beträgt in dem dargestellten Versuch 7,8% der gesamten Gewebeaktivität. Aus diesem Wert, der extracellulären und der gesamten Gewebekonzentration für K (5,4 bzw. 43,1 mÄq/l) wurde der Verteilungsraum der schnellen Komponente zu rund 60% des Gewebes errechnet. Er steht in guter Übereinstimmung mit der auf andere Weise ermittelten Extracellulärraum-Größe. Für die Berechnung der intracellulären Ionenkonzentrationen in Hirnrindenschnitten kann auf Grund dieser verschiedenen Meßwerte ein Extracellulärraum von 57% angenommen werden (KLAUS 1964a, b).

c) Wassergehalt: Als eigentlichen Lösungsraum der K- und Na-Ionen ist die wäßrige Phase des Gewebes zu betrachten, da nur ein ganz geringer Teil dieser Ionen in gebundener Form vorzuliegen scheint. In frischem Hirngewebe beträgt der Wassergehalt 79–83 ml/100 g FG (SWINYARD 1949, PAPPIUS et al. 1956a, b, 1962, MANERY et al. 1939, STILLE et al. 1957, WOODBURY 1958, WOODBURY et al. 1958, APRISON et al. 1960, KOCH et al. 1960, VARON et al. 1961, WEIS 1964, KLAUS 1964b). Er steigt bei Inkubation von Hirnschnitten rasch auf rund 88 ml/100 g FG an (PAPPIUS et al. 1956a, b, 1962 CUMMINS et al. 1961, VARON et al. 1961, KLAUS 1964b) und kann bei geeigneten experimentellen Bedingungen in dieser Höhe für längere Zeit konstant gehalten werden. Diese Zunahme des Gewebewassers dürfte wohl vorwiegend auf die erhebliche Ausweitung des Extracellulärraumes bei der Herstellung der Präparate (s. o.) zurückzuführen sein. Sie ist nämlich bereits sofort nach einem flüchtigen Kontakt der Schnitte mit der Bad-

Tabelle 4. *Wassergehalt (ml/100 g Feuchtgewicht) ruhender und elektrisch gereizter Hirnschnitte bei Einwirkung verschiedener Pharmaka. Angegeben sind Mittelwerte mit ihren mittleren Fehlern aus der in Klammern verzeichneten Anzahl von Einzelmessungen. Weitere Einzelheiten siehe statistischen Abschnitt*

Bedingungen	Ruhe	Reizung	P_1	P_2	P_3
Kontrollen	87,96 ± 0,16 (68)	87,27 ± 0,24 (68)	s	—	—
Pentobarbital 5 × 10^{-4} g/ml	87,71 ± 0,24 (24)	87,65 ± 0,17 (24)	ns	ns	ns
Hydroxydion 2 × 10^{-4} g/ml	88,33 ± 0,26 (24)	87,92 ± 0,24 (24)	ns	ns	s
Halothan 4 Vol. %	87,53 ± 0,25 (24)	87,11 ± 0,23 (24)	ns	s	ns
Barbitursäure 1 × 10^{-3} g/ml	87,42 ± 0,25 (30)	86,54 ± 0,41 (30)	s	s	s
zusammen	87,81 ± 0,11 (170)	87,27 ± 0,13 (170)	s	—	—
Frischgewebe	80,83 ± 0,43 (58)				

lösung festzustellen und ändert sich auch bei längerer Inkubationsdauer (geprüft bis zu 60 min), bei elektrischer Reizung (s. dagegen THOMSON et al. 1961, VARON et al. 1961) und bei Einwirkung von Narkosemitteln nicht wesentlich (s. Tab. 4). Eine zusätzliche Wasseraufnahme in den Intracellulärraum und damit eine „Schwellung" des Gewebes, die von verschiedenen Untersuchern angenommen wird (PAPPIUS et al. 1956a, b, 1962, GERSCHENFELD et al. 1959, VARON et al. 1961), läßt sich jedoch nicht unbedingt ausschließen.

Aus dem in Tab. 4 angegebenen mittleren Wassergehalt inkubierter Hirnschnitte von 87,6 ml/100 FG errechnet sich – unter Annahme eines Extracellulärraumes von 57% und einer extracellulären Wasserkonzentration von 100% – für den intracellulären Wassergehalt ein Wert von 71,2 ml/100 ml Intracellulärraum. Demnach bestehen nur 71% der intracellulären Phase aus Wasser und stellen somit den eigentlichen Lösungsraum für die intracellulären Ionen dar. Dieser Wert scheint für alle geprüften Bedingungen zu gelten, da weder der Extracellulärraum, noch der Wassergehalt meßbare Abweichungen aufweisen.

5. K-Na-Haushalt

a) K- und Na-Konzentrationen in ruhenden und gereizten Hirnschnitten: Die Konzentrationen von K und Na in isoliertem Hirngewebe und die Verteilung dieser Ionen zwischen dem Extracellulärraum und dem Intracellulärraum erlauben gewisse Rückschlüsse auf die Funktionstüchtigkeit und den Funktionszustand dieser Präparate, da diese Größen weitgehend die Höhe des Membranpotentials der Nervenzelle bestimmen (s. o.). Berechnungen des Ruhepotentials nach der Nernstschen Gleichung ergaben (McILWAIN 1963), daß ein experimentell nachgewiesenes (s. u.) extraintracelluläres K-Konzentrationsverhältnis von 1:23, ein negatives Potential von 84 mV bewirken würde. Die in vitro gemessenen Potentialwerte (z. B. HILLMAN et al. 1961, 1963) liegen jedoch meistens niedriger, wohl infolge eines entgegengesetzt gerichteten Na-Potentials und evtl. ungünstiger Milieubedingungen (McILWAIN 1963).

Messungen der Ionenkonzentrationen in frisch entnommenen Hirnrindenschnitten von Meerschweinchen (KLAUS 1963, 1964 a, b) ergaben für K 88,4 $\pm$ 0,9 (n = 29), für Na 40,0 $\pm$ 0,8 (n = 29) und für Cl 40,0 $\pm$ 0,9 (n = 10) mÄq/kg FG (Abb. 8, 9). Eine exakte Berechnung der intracellulären Ionenkonzentrationen ist wegen der unbekannten Größe der extracellulären Konzentrationen und des Extracellulärraumes unter in vivo-Bedingungen nicht möglich. Bei Annahme eines in vivo-Extracellulärraumes von 20% (s. o.), einer extracellulären K-Konzentration von 5 mÄq/l, einer Na- und Cl-Konzentration von jeweils 110 mÄq/l (SPECTOR 1956) läßt sich jedoch eine grobe Schätzung vornehmen. Danach würde die intracelluläre

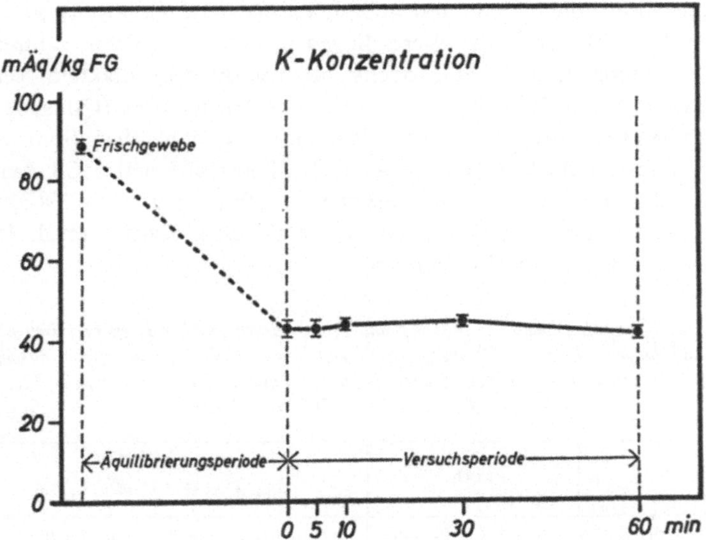

Abb. 8. Die mittleren K-Konzentrationen (bezogen auf das Feuchtgewicht) in frischen und ruhend inkubierten Hirnschnitten in Abhängigkeit von der Versuchsdauer.

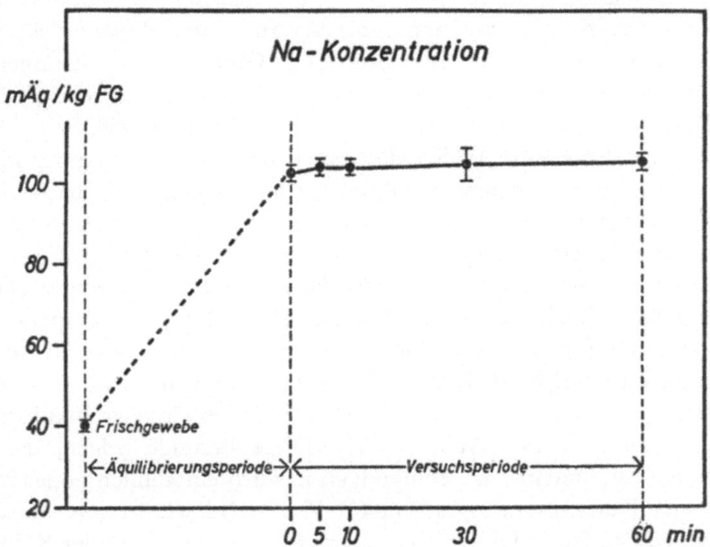

Abb. 9. Die mittleren Na-Konzentrationen (bezogen auf das Feuchtgewicht) in frischen und ruhend inkubierten Hirnschnitten in Abhängigkeit von der Inkubationsdauer.

Konzentration von K rund 140 mÄq/l, von Na und Cl jeweils 30 mÄq/l betragen (s. Tab. 5). Diese Werte liegen in einem auch von zahlreichen anderen Untersuchern für die Ionenkonzentrationen in intaktem Nerven- (z. B. KEYNES et al. 1951, KRNJEVIC 1955) und Hirngewebe (QUASTEL et al. 1932, SWINYARD 1949, DAVENPORT 1950, HOLLAND et al. 1955, STILLE et al. 1957, ELLISON et al. 1958, WOODBURY 1958, WOODBURY et al. 1958, APRISON et al. 1960, WENDER et al. 1960, KATZMANN 1961, McILWAIN 1963, WEIS 1964, HAMBERGER et al. 1964, JOANNY et al. 1964, KEESEY et al. 1965a) angegebenen Konzentrationsbereich.

Tabelle 5. *Konzentrationen von Wasser und verschiedenen Elektrolyten in frisch entnommenen und längere Zeit (5–60 min) in Tyrodelösung (37 °C, Carbogen) inkubierten Hirnschnitten, die zum Teil elektrisch gereizt wurden. Einzelheiten siehe Text. FG = Feuchtgewicht, ZW = Zellwasser.*

	frisch	inkubiert	
		ruhend	gereizt
H_2O (ml/100 g FG)	80,83 ± 0,43 (58)	87,96 ± 0,16 (68)	87,27 ± 0,24 (68)
K (mÄq/l ZW)	142,6 ± 1,5 (29)	131,0 ± 0,8 (223)	113,8 ± 0,8 (128)
Na (mÄq/l ZW)	30,0 ± 1,0 (29)	57,7 ± 1,2 (214)	69,9 ± 1,7 (128)
Cl (mÄq/l ZW)	30,0 ± 0,8 (10)	62,0 ± 2,5 (40)	65,1 ± 3,1 (40)
Ca (mÄq/kg FG)	2,46 ± 0,24 (23)	6,19 ± 0,10 (158)	6,32 ± 0,08 (134)

Bei Inkubation der Hirnschnitte in Tyrodelösung erfolgt initial ein K-Verlust und eine Na-Aufnahme, die bei günstigen Milieuverhältnissen (37° C, Anwesenheit von Sauerstoff und Glukose) jedoch innerhalb weniger Minuten wieder weitgehend rückgängig gemacht werden (KEYNES et al. 1951, McILWAIN 1959, GARDOS 1960, TERNER et al. 1950, BACHELARD et al. 1962, KEESEY et al. 1965a). Betrachtet man das Verhalten der Ionenkonzentrationen im gesamten Gewebe (in mÄq/kg FG) nach dieser Äquilibrierungsperiode, so findet man im Vergleich zum Frischgewebe jedoch erheblich erniedrigte K-Werte und erhöhte Na-Werte (Abb. 8, 9). Berücksichtigt man aber die beträchtliche Ausweitung des Extracellulärraumes (auf 57% des Gewebes) bei der Herstellung der Präparate, so errechnen sich für die intracellulären Ionenkonzentrationen Werte, die annähernd im Bereich der Konzentrationen in frischen, nicht inkubierten Hirngewebe liegen (s. Tab. 5). Sie bleiben auch bei längerer Inkubationsdauer nahezu konstant (Abb. 10, 11). Diese Befunde zeigen, daß bei geeigneten experimentellen Bedingungen in vitro ein ähnlich hoher transmembraner Konzentrationsgradient für K und Na wie in vivo aufrechterhalten werden kann. Dies gilt vor allem für die Verteilung der K-Ionen, deren intracelluläre Konzentration praktisch mit dem oben erwähnten Schätzwert für frisches Hirngewebe übereinstimmt, während für die Na- und Cl-Ionen der Gradient infolge einer Aufnahme ins Gewebe etwas abgenommen hat. Diese Abweichung könnte aber auch durch einen Fehler bei der Schätzung des Extracellulärraumes bedingt sein. Das extra-intracelluläre Konzentrationsverhältnis der Kontrollhirnschnitte beträgt in diesen Versuchen für K 1:25 (gegenüber rund 1:28 in vivo), für Na und Cl

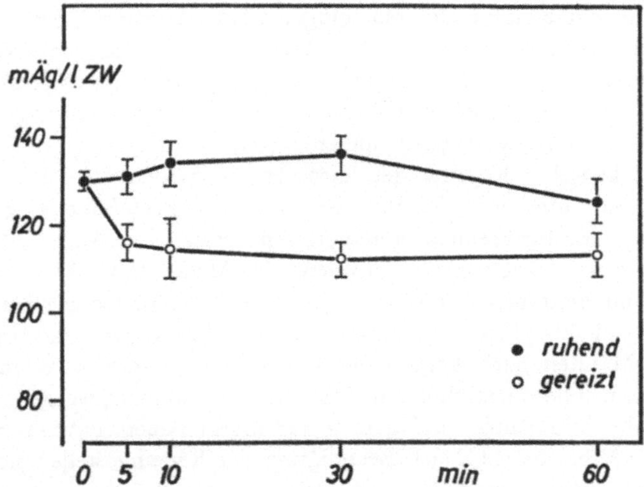

Abb. 10. Verhalten der intracellulären K-Konzentration ruhender und elektrisch gereizter Hirnschnitte (in mÄq/l Zellwasser) in Abhängigkeit von der Inkubationsdauer.

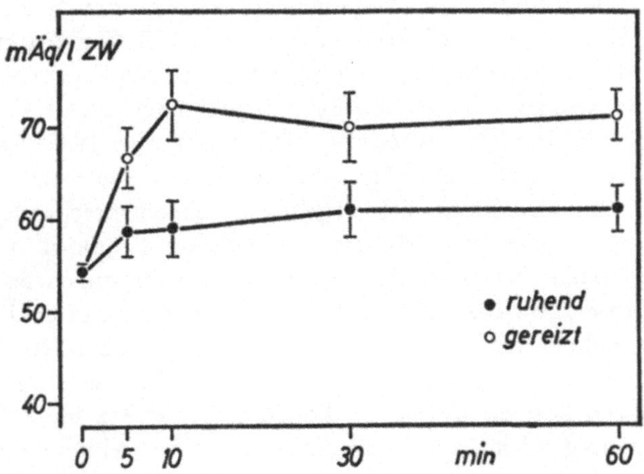

Abb. 11. Verhalten der intracellulären Na-Konzentration ruhender und elektrisch gereizter Hirnschnitte (in mÄq/l Zellwasser) in Abhängigkeit von der Inkubationsdauer.

2,5:1 (gegenüber 3,8:1 in vivo). Ähnliche Konzentrationswerte für K und Na in Hirnschnitten fanden auch eine Reihe anderer Untersucher unter vergleichbaren Inkubationsbedingungen (DIXON 1949, TERNER et al. 1950, KREBS et al. 1951, AMES 1956, PAPPIUS et al. 1956b, MCILWAIN 1958, 1963, GARDOS 1960, CUMMINS et al. 1961, VARON et al. 1961, YOSHIDA et al. 1962a, b, MCILWAIN et al. 1963, ZADUNAISKY et al. 1963). Allerdings werden in den meisten Untersuchungen keine Angaben über die intracellulären Ionenkonzentrationen gemacht, sondern die Meßwerte im allgemeinen nur auf das FG bezogen. Geringe Abweichungen erklären sich meistens aus methodischen Unterschieden (Zusammensetzung des Inkubationsmediums, Versuchstemperatur, etc.).

Bei elektrischer Reizung der Hirnschnitte werden die intracellulären Ionenkonzentrationen in charakteristischer Weise beeinflußt: K geht sehr rasch aus dem Intracellulärraum verloren (etwa 17 mÄq/l Zellwasser), gleichzeitig wird eine nahezu äquivalente Na-Menge (etwa 12 mÄq/l Zellwasser) aufgenommen (Abb. 10, 11) während die Cl-Konzentration unverändert bleibt (Tab. 5). Diese Ionenverschiebungen sind innerhalb weniger Minuten nach Beginn der Reizung (< 5 min) vollständig abgeschlossen. Die intracellulären Ionenkonzentrationen werden dann – solange die Stimulation andauert – auf ihrem neuen Niveau konstant gehalten (Abb. 10, 11). Nach Beendigung der Reizung stellen sich rasch wieder die Ausgangswerte ein (s. MCILWAIN 1963, KEESEY et al. 1965a).

Dieses Verhalten der intracellulären K- und Na-Konzentrationen steht in Übereinstimmung mit entsprechenden Vorgängen bei der elektrischen Reizung anderer erregbarer Gewebe unter in vitro-Bedingungen (ARNETT et al. 1941, YOUNG 1938, HODGKIN et al. 1947, SHANES 1951), vor allem auch mit vergleichbaren Untersuchungen an Hirnschnitten (z. B. CUMMINS et al. 1961, VARON et al. 1961, BACHELARD et al. 1962, CORRIOL et al. 1964, JOANNY et al. 1964, KEESEY et al. 1965a), aber auch mit Beobachtungen am intakten Tier, wonach Elektroschockverabreichungen einen K-Verlust aus dem Hirngewebe bewirken (CICARDO 1945, WOODBURY 1955, ABURAYA et al. 1960, BRINLEY et al. 1960). An parenchymatösen Geweben, wie Leber- und Nierenschnitten, lassen sich dagegen durch entsprechende Reizung keine derartigen Ionenverschiebungen herbeiführen (CORRIOL et al. 1964).

Die erwähnten reversiblen Konzentrationsveränderungen bei Stimulation der Hirnschnitte können danach als sicheres Zeichen für die funktionelle Wirksamkeit dieser Maßnahme betrachtet werden. Die mit jeder Depolarisation der erregbaren Zellen verbundenen Na- und K-Nettoverschiebungen können wegen der hohen Reizfrequenz im Reizintervall nicht vollständig rückgängig gemacht werden, es akkumuliert deshalb allmählich Na im Intracellulärraum bei entsprechendem K-Verlust, bis sich ein neues für die jeweilige Reizung charakteristisches Konzentrationsgleichgewicht eingestellt hat.

b) K-Na-Umsatz in ruhenden und gereizten Präparaten: Die transmembranen Ionenumsatzgeschwindigkeiten stellen einen besseren Indikator für den Funktionsstoffwechsel des Hirngewebes dar als das stationäre Verteilungsbild der K- und Na-Ionen im Gewebe. Unter optimal gewählten Bedingungen kann nämlich eine gesteigerte Aktivität der Nervenzellen mit nahezu unveränderten intracellulären Ionenkonzentrationen einhergehen, wenn nämlich die Dauer des Ruheintervalls zwischen den Impulsen zum aktiven Rücktransport der während der Depolarisation passiv durch die Membran hindurchgetretenen Ionen ausreicht. Die funktionelle Anregung ließe sich dann nicht mehr an Ionenkonzentrationsveränderungen, wohl aber noch an der gesteigerten Ionenumsatzgeschwindigkeit erkennen.

Bisher sind nur vereinzelt Messungen des K-Umsatzes in isoliertem Hirngewebe vorgenommen worden (Krebs et al. 1951, Cummins et al. 1961, Klaus 1963, 1964 a, b, Flörkemeier et al. 1965). Dabei wurde ein ähnliches Verhalten wie in anderen erregbaren Geweben (z. B. Keynes et al. 1951, Hodgkin et al. 1955, Shanes 1955, Hodgkin 1957) beobachtet. Bei Präparaten im Ionengleichgewicht erfolgte bereits unter Ruhebedingungen ein relativ rascher transmembraner K-Austausch, der bei Inkubation der Hirnschnitte in ^{42}K-haltiger Tyrodelösung innerhalb von 40 min zu einer vollständigen Markierung des intracellulären K führte, bzw. beim Spülen derartig äquilibrierter Präparate in inaktiver Lösung ein rasches Auswaschen des radioaktiven K bewirkte (Abb. 12, 13). Nach diesen Befunden scheint das gesamte Gewebe-K austauschbar zu sein, auch scheint es als einheitliche Fraktion vorzuliegen, da sowohl die Aufnahme- als auch die Abgabekurven (nach Abzug der extracellulären Aktivität) einen annähernd einfach exponentiellen Verlauf aufweisen (Abb. 12, 13). Aus den Halbwertszeiten für die ^{42}K-Aufnahme (8,8 $\pm$ 0,4 min) und für die ^{42}K-Abgabe (17,7 $\pm$ 0,8 min), dem intracellulären K-Gehalt und Korrekturfaktoren für den jeweils gegenläufigen K-Flux läßt sich der K-Umsatz dieser Präparate errechnen (s. Anhang). Der K-Influx beträgt danach in dieser Serie ruhender Hirnschnitte 59 nmol/g/sec, der K-Efflux 49 nmol/g/sec. Diese Werte für den transmembranen Durchtritt der K-Ionen (in einer Gewichtseinheit Gewebe pro Zeiteinheit) sind nicht exakt quantitativ miteinander vergleichbar, da bei der Messung des Influx und des Efflux unterschiedliche, nicht vollständig korrigierbare Fehler vorkommen (s. Klaus et al. 1960). Diese Einschränkung bezieht sich nur auf den Vergleich der absoluten Fluxwerte, dagegen sind diese Werte für die Beurteilung relativer Veränderungen unter verschiedenen Versuchsbedingungen durchaus brauchbar (s. u.). Die von anderen Untersuchern ermittelten K-Fluxwerte an Hirnschnitten sind wegen zahlreicher methodischer Unterschiede mit den oben angeführten Daten nur bedingt vergleichbar, liegen jedoch annähernd in derselben Größenordnung: Krebs et al. (1951) bestimmten den Influx zu 57, den Efflux zu 75 nmol/g/sec (entsprechend einem Umsatz von 3,5–4%

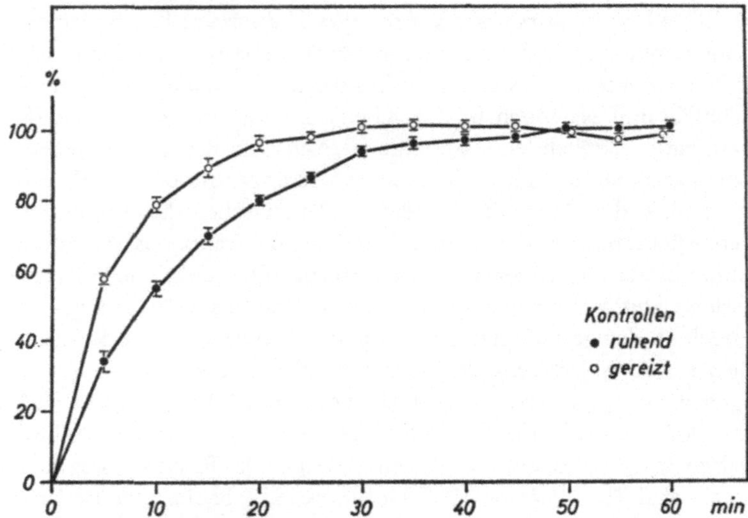

Abb. 12. ^{42}K-Aufnahme in ruhende und elektrisch gereizte Hirnschnitte unter Kontrollbedingungen in Abhängigkeit von der Aufladedauer. Dargestellt ist die intracelluläre spezifische Aktivität in Prozent der extracellulären spezifischen Aktivität. Einzelheiten s. Anhang.

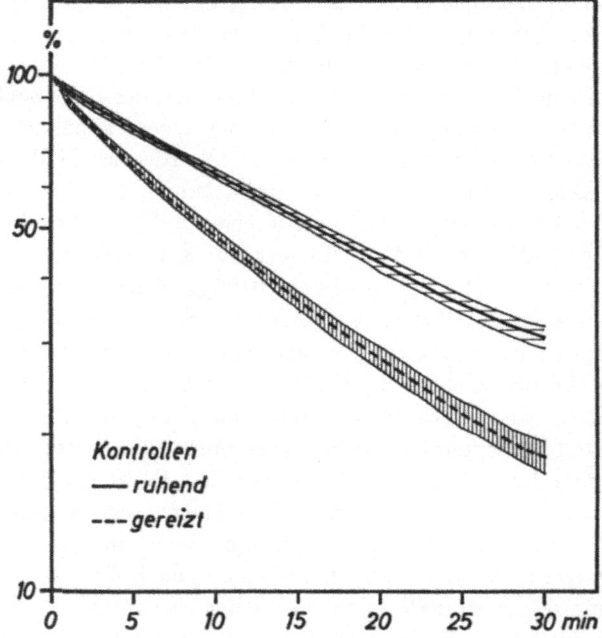

Abb. 13. ^{42}K-Abgabe aus ruhenden und elektrisch gereizten Hirnschnitten unter Kontrollbedingungen in Abhängigkeit von der inaktiven Spüldauer. Die Meßwerte sind in Prozent der Ausgangsaktivitäten aufgetragen. Einzelheiten s. Anhang.

des cellulären K pro Minute), CUMMINS et al. (1961) errechneten einen Influx von 91 und einen Efflux von 110 nmol/g/sec. Die Abweichungen dürften sich zumindest teilweise dadurch erklären lassen, daß entweder keine oder eine abweichende Korrektur für den extracellulären ^{42}K-Anteil vorgenommen wurde.

Bei elektrischer Reizung der Hirnschnitte wurde sowohl die Aufnahme- als auch die Abgabegeschwindigkeit für ^{42}K in etwa demselben Ausmaß gesteigert (Abb. 12, 13), die mittleren Austauschhalbwertszeiten wurden auf 4,8 bzw. 10,7 min reduziert. Bei gleichzeitiger Messung der im Gewebe

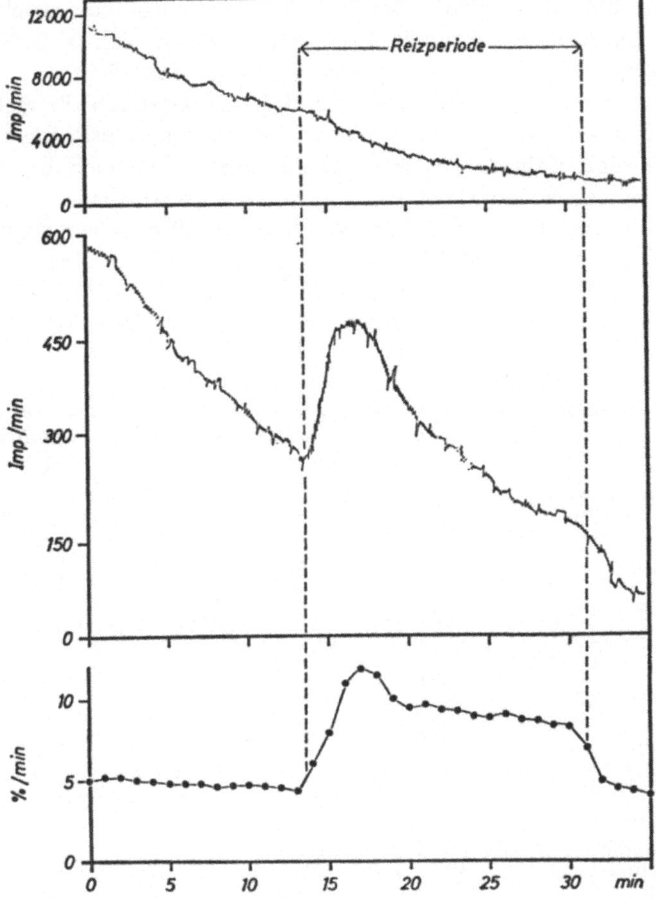

Abb. 14. Messung der ^{42}K-Abgabe an einem Kontrollpräparat während der Ruhe und bei elektrischer Reizung. Dargestellt sind die direkt registrierten mittleren Aktivitätswerte (obere Kurve = Aktivität im Präparat; mittlere Kurve = Aktivität im Perfusat), sowie die daraus errechnete Abgabegeschwindigkeit (%/min) für jeden Zeitpunkt (untere Kurve). Einzelheiten s. Anhang.

vorhandenen und der pro Zeiteinheit ans Perfusat abgegebenen Aktivität (Abb. 14) läßt sich zu Beginn der elektrischen Reizung eine kurzfristige Verdoppelung der ^{42}K-Abgabegeschwindigkeit nachweisen. Dieser Effekt dürfte den initialen K-Nettoverlust (s. o.) verursachen. Anschließend stellt sich die ^{42}K-Abgabe für den Rest der Reizperiode auf ein neues Niveau ein. Nach Beendigung der Reizung wird rasch der Ausgangswert wieder erreicht. Der K-Umsatz ist während der Reizperiode um etwa 50–60% gesteigert: der Influx wird auf 92 nmol/g/sec, der Efflux auf 72 nmol/g/sec erhöht. Ein ähnlicher Effekt der elektrischen Stimulation auf den K-Haushalt von Hirnschnitten wurde bereits von CUMMINS et al. (1961) beobachtet. Qualitativ übereinstimmende Befunde sind auch wiederholt an elektrisch gereizten Nerven- und Muskelpräparaten erhoben worden (z. B. ROTHENBERG 1950, KEYNES 1951a, b, SHANES 1955, HODGKIN 1957).

Diese Beeinflussung des cellulären K-Umsatzes durch die elektrische Reizung ist auf den bei der Erregung verstärkten transmembranen K-Strom zurückzuführen. Da diese K-Verschiebungen auch im Nervengewebe mit einem entgegengesetzt gerichteten Na-Austausch gekoppelt sind (HODGKIN et al. 1953, 1955, KEYNES et al. 1954, KOEFOED-JOHNSON et al. 1958, ELSHOVE et al. 1963), darf in den geschilderten Versuchen auch eine Zunahme des transmembranen Na-Umsatzes bei elektrischer Reizung angenommen werden. Der experimentelle Nachweis dieses Reizeffektes an

Tabelle 6. *Intracelluläre K-Konzentration (in mÄq/l Zellwasser) ruhender und elektrisch gereizter Hirnschnitte bei Einwirkung verschiedener Pharmaka. Einzelheiten siehe Legende zu Tab. 4*

Bedingungen	Ruhe	Reizung	P_1	P_2	P_3
Kontrollen	131,0 ± 0,8 (223)	113,8 ± 0,8 (128)	s	—	—
Pentobarbital 2 × 10^{-4} g/ml	122,8 ± 3,9 (24)	103,8 ± 3,9 (24)	s	s	s
Pentobarbital 5 × 10^{-4} g/ml	116,8 ± 5,3 (24)	85,9 ± 4,0 (24)	s	s	s
Thiopental 2 × 10^{-4} g/ml	120,0 ± 3,0 (24)	114,5 ± 3,7 (24)	ns	s	ns
Hexobarbital 3 × 10^{-4} g/ml	136,3 ± 3,7 (24)	118,5 ± 3,8 (24)	s	s	s
Hydroxydion 2 × 10^{-4} g/ml	163,5 ± 6,1 (24)	150,9 ± 5,8 (24)	ns	s	s
Chloralhydrat 1 × 10^{-4} g/ml	127,2 ± 2,5 (24)	113,7 ± 4,1 (24)	s	s	ns
Halothan 4 Vol. %	129,5 ± 3,9 (24)	111,1 ± 3,1 (24)	s	ns	ns
Barbitursäure 1 × 10^{-3} g/ml	123,5 ± 2,7 (23)	117,7 ± 3,5 (23)	ns	s	ns

Hirnschnitten ist erst vor kurzem gelungen (KEESEY et al. 1965b): Der Na-Ruheaustausch von 50–75 nmol/g/sec wurde hierbei durch maximale elektrische Stimulation auf rund 300 nmol/g/sec gesteigert. Wegen der Überlagerung der relativ geringen intracellulären ^{24}Na-Aktivitätswerte durch die sehr hohe extracelluläre ^{24}Na-Aktivität sind diese Messungen jedoch mit größeren Fehlern verbunden als die Bestimmungen des ^{42}K-Umsatzes.

c) Einfluß von Narkosemitteln: Die intracellulären Ionenkonzentrationen ruhender und elektrisch gereizter Hirnschnitte wurden durch Narkosemittel (in Konzentrationen, die den Reizeffekt auf den Sauerstoffverbrauch verhindern) nur geringfügig verändert:

An ruhenden Präparaten bewirkten z. B. Pentobarbital, Thiopental, Chloralhydrat, Halothan, aber auch die nicht narkotisch wirkende Barbitursäure einen geringen K-Verlust (um 7–14 mÄq/l Zellwasser), der meistens mit einer entsprechenden Na-Aufnahme verbunden war (KLAUS 1964 a, b, s. Tab. 6, 7). Eine derartige Elektrolytverschiebung ist auch in vivo bei verschiedenen Narkosen in verschiedenen Organen beobachtet worden (s. WEIS 1964, 1966a). Eine befriedigende Erklärung für diesen Effekt konnte bisher noch nicht gefunden werden. Ein Sauerstoffmangelzustand lag bei den in vivo-Versuchen mit großer Wahrscheinlichkeit nicht vor und konnte auch bei den Messungen an Hirnschnitten ausgeschlossen werden. Ebenso-

Tabelle 7. *Intracelluläre Na-Konzentration (in mÄq/l Zellwasser) in ruhenden und elektrisch gereizten Hirnschnitten bei Einwirkung verschiedener Pharmaka. Einzelheiten siehe Legende zu Tab. 4*

Bedingungen	Ruhe	Reizung	P_1	P_2	P_3
Kontrollen	57,7 ± 1,2 (214)	69,9 ± 1,7 (128)	s	—	—
Pentobarbital 2 × 10^{-4} g/ml	64,7 ± 5,6 (24)	72,5 ± 3,6 (24)	ns	s	ns
Pentobarbital 5 × 10^{-4} g/ml	70,6 ± 4,5 (24)	83,4 ± 4,9 (24)	s	s	s
Thiopental 2 × 10^{-4} g/ml	61,3 ± 3,2 (24)	74,8 ± 2,5 (24)	s	ns	ns
Hexobarbital 3 × 10^{-4} g/ml	54,7 ± 3,1 (24)	67,6 ± 4,0 (24)	s	ns	ns
Hydroxydion 2 × 10^{-4} g/ml	54,4 ± 3,8 (24)	65,0 ± 3,8 (24)	s	ns	ns
Chloralhydrat 1 × 10^{-4} g/ml	66,5 ± 3,6 (24)	73,8 ± 3,6 (24)	ns	s	ns
Halothan 4 Vol. %	57,6 ± 3,5 (24)	65,1 ± 3,1 (24)	ns	ns	ns
Barbitursäure 1 × 10^{-3} g/ml	69,8 ± 2,5 (24)	82,7 ± 3,9 (24)	s	s	s

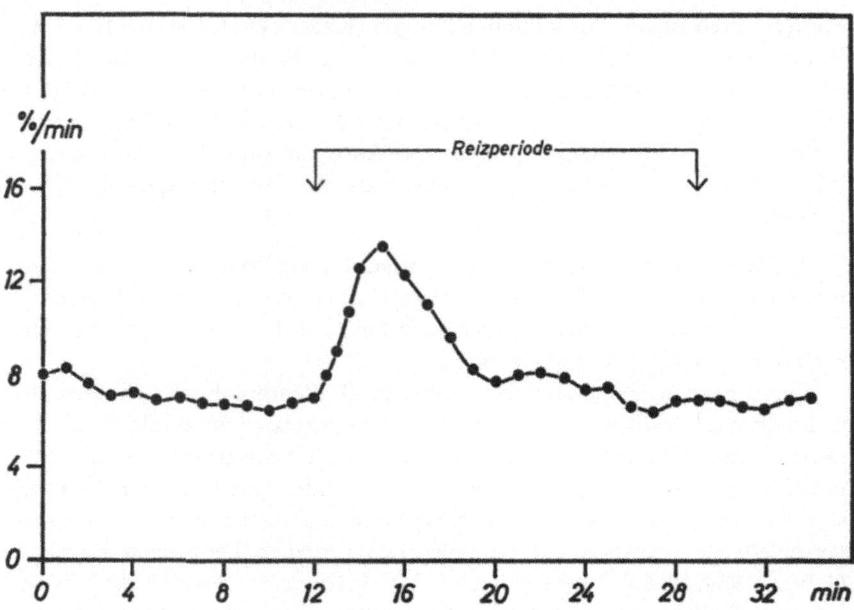

Abb. 15. Verhalten der ^{42}K-Abgabegeschwindigkeit (%/min) während einer Ruhe- und einer Reizperiode unter dem Einfluß von Pentobarbital 2×10^{-4} g/ml (vgl. Abb. 14).

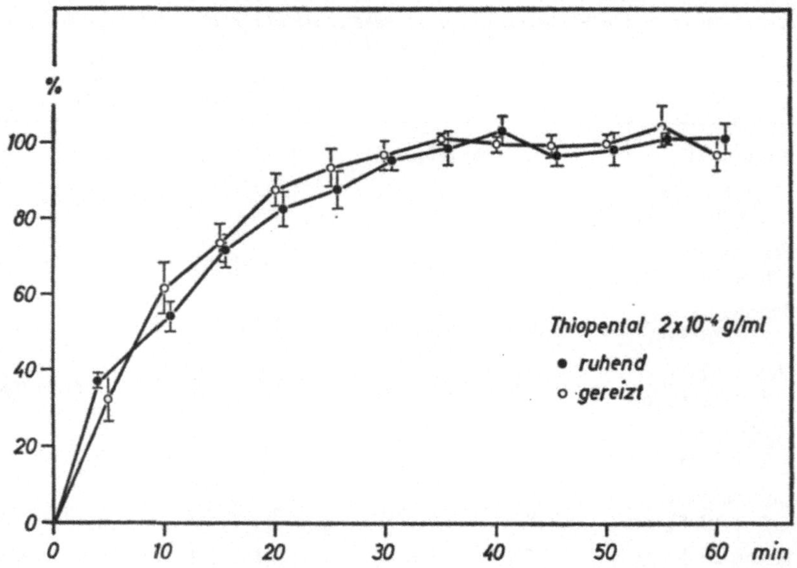

Abb. 16. ^{42}K-Aufnahme in ruhende und elektrisch gereizte Hirnschnitte unter dem Einfluß von Thiopental 2×10^{-4} g/ml (vgl. Abb. 12).

wenig fanden sich Änderungen des Extracellulärraumes, des pH-Wertes oder Hinweise auf eine Behinderung der Sauerstoffdiffusion im Gewebe. Der K-Verlust kann auch nicht als eine spezifische Narkosemittelwirkung betrachtet werden, da z. B. Hexobarbital und Hydroxydion unter denselben Bedingungen eine Zunahme der intracellulären K-Konzentration verursachen (Tab. 6, 7).

Tabelle 8. *Halbwertszeiten der ^{42}K-Aufnahme (in min) in ruhende und elektrisch gereizte Hirnschnitte unter dem Einfluß verschiedener Pharmaka. Einzelheiten siehe Legende zu Tab. 4. Abweichend von diesen Angaben bedeuten:*

P_{2a} = Vergleich der ruhenden Versuchspräparate mit dem Ruhekontrollwert
P_{2b} = Vergleich der gereizten Versuchspräparate mit dem Ruhekontrollwert
P_{3a} = Vergleich der ruhenden Versuchspräparate mit dem Reizkontrollwert
P_{3b} = Vergleich der gereizten Versuchspräparate mit dem Reizkontrollwert.

Bedingungen	Ruhe	Reizung	P_1	P_{2a}	P_{2b}	P_{3a}	P_{3b}
Kontrollen	8,8 ± 0,4 (18)	4,8 ± 0,5 (20)	s	—	s	—	s
Pentobarbital 2 × 10^{-4} g/ml	6,0 ± 0,7 (3)	5,3 ± 0,6 (3)	ns	s	s	s	ns
Pentobarbital 5 × 10^{-4} g/ml	7,9 ± 0,5 (3)	8,3 ± 0,8 (5)	ns	ns	ns	s	s
Thiopental 2 × 10^{-4} g/ml	8,5 ± 0,7 (3)	8,3 ± 0,8 (3)	ns	ns	ns	s	s
Hexobarbital 3 × 10^{-4} g/ml	8,9 ± 0,4 (4)	8,6 ± 0,6 (4)	ns	ns	ns	s	s
Hydroxydion 2 × 10^{-4} g/ml	8,5 ± 0,6 (4)	8,3 ± 0,8 (4)	ns	ns	ns	s	s
Chloralhydrat 1 × 10^{-3} g/ml	6,5 ± 0,7 (4)	6,7 ± 0,7 (4)	s	ns	s	s	ns
Halothan 1 Vol. %	8,3 ± 0,4 (3)	5,7 ± 1,1 (3)	s	ns	s	s	ns
Halothan 2 Vol. %	8,4 ± 0,7 (3)	5,8 ± 0,9 (3)	s	ns	s	s	ns
Halothan 4 Vol. %	8,5 ± 0,8 (3)	7,9 ± 0,8 (7)	ns	ns	ns	s	s
Barbitursäure 1 × 10^{-3} g/ml	7,5 ± 0,6 (4)	5,0 ± 0,5 (4)	s	s	s	s	ns

Der elektrische Reizeffekt auf die intracelluläre K- und Na-Konzentration wurde durch diese Narkosemittel nur teilweise vermindert, war aber in allen Fällen noch angedeutet erkennbar (Tab. 6, 7). Diese nur geringe Beeinträchtigung der durch die Reizung bedingten K-Nettoverschiebung kann durch die Resistenz der initialen K-Effluxzunahme gegenüber der Narkosemittelwirkung erklärt werden (Abb. 15). Dagegen wird der K-Umsatz der gereizten Präparate im Ionengleichgewicht durch Narkosemittel deutlich reduziert (s. fehlende 2. Phase in Abb. 15, sowie Abb. 16, 17, Tab. 8, 9). Bei Verwendung von Narkosemittelkonzentrationen, die den zusätzlichen Sauerstoffverbrauch elektrisch gereizter Hirnschnitte vollständig hemmen, wird auch der Reizeffekt auf den transmembranen K-Umsatz aufgehoben, wie vor allem der Vergleich der relativen Fluxwerte zeigt (Abb. 18). Die nicht narkotisch wirkende Barbitursäure vermag dagegen den K-Austausch nicht zu beeinträchtigen.

Tabelle 9. *Halbwertszeiten der ^{42}K-Abgabe (in min) aus ruhenden und elektrisch gereizten Hirnschnitten unter dem Einfluß verschiedener Pharmaka. Einzelheiten siehe Legende zu Tab. 4 und 8*

Bedingungen	Ruhe	Reizung	P_1	P_{2a}	P_{2b}	P_{3a}	P_{3b}
Kontrollen	17,7 ± 0,8 (22)	10,7 ± 0,5 (20)	s	—	s	—	s
Pentobarbital 2 × 10^{-4} g/ml	15,5 ± 1,0 (2)	13,2 ± 2,1 (4)	ns	ns	s	ns	s
Pentobarbital 5 × 10^{-4} g/ml	15,0 ± 2,0 (3)	13,4 ± 1,0 (5)	ns	ns	s	s	s
Thiopental 2 × 10^{-4} g/ml	15,0 ± 1,8 (3)	15,0 ± 1,7 (3)	ns	ns	ns	s	s
Hexobarbital 3 × 10^{-4} g/ml	16,5 ± 0,5 (4)	15,3 ± 1,2 (6)	ns	ns	ns	s	s
Hydroxydion 2 × 10^{-4} g/ml	16,0 ± 1,5 (3)	15,6 ± 1,0 (3)	ns	ns	ns	s	s
Chloralhydrat 1 × 10^{-3} g/ml	18,2 ± 0,6 (3)	18,0 ± 1,0 (3)	ns	ns	ns	s	s
Halothan 1 Vol. %	17,1 ± 2,1 (2)	11,5 ± 1,5 (2)	s	ns	s	ns	s
Halothan 2 Vol. %	16,4 ± 0,7 (2)	11,8 ± 0,5 (3)	s	ns	s	ns	s
Halothan 4 Vol. %	16,9 ± 1,4 (4)	15,0 ± 1,5 (5)	ns	ns	ns	s	s
Barbitursäure 1 × 10^{-3} g/ml	13,7 ± 1,5 (3)	12,8 ± 1,8 (5)	ns	s	s	ns	ns

Da die ^{42}K-Abgabegeschwindigkeit vor allem durch die Größe der spezifischen Membranpermeabilität für K-Ionen bestimmt wird (SHANES 1958), kann die Hemmung des K-Efflux gereizter Hirnschnitte durch Narkosemittel über eine Verminderung der Erregungspermeabilität der Zellmembran erklärt werden. Diese Membranwirkung der Narkosemittel macht sich an ruhenden Zellen erst in höheren Konzentrationen bemerkbar. Eine derartig bevorzugte Hemmung der Erregungspermeabilität der Zellmembran konnte bereits früher mit Barbituraten an Herzmuskelpräparaten nachgewiesen werden (KLAUS et al. 1961).

Diese charakteristische Verminderung des K-Umsatzes in elektrisch gereizten Präparaten dürfte mit einer entsprechenden Beeinträchtigung des Na-Umsatzes einhergehen, da nach den Erfahrungen an anderen Geweben immer eine gewisse Kopplung zwischen den transmembranen K- und Na-

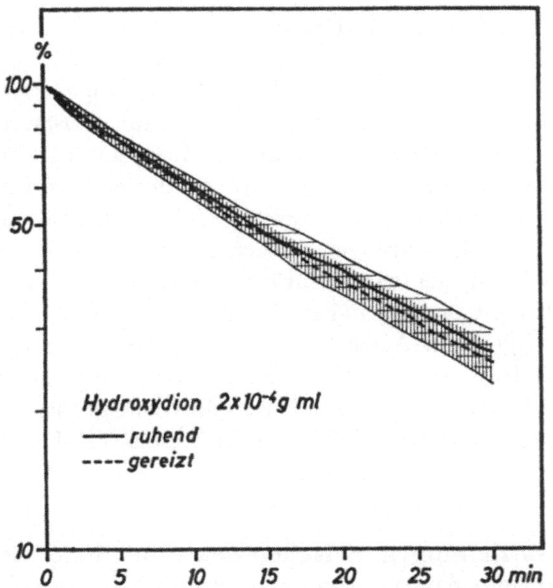

Abb. 17. ^{42}K-Abgabe aus ruhenden und gereizten Hirnschnitten unter dem Einfluß von Hydroxydion 2×10^{-4} g/ml (vgl. Abb. 13).

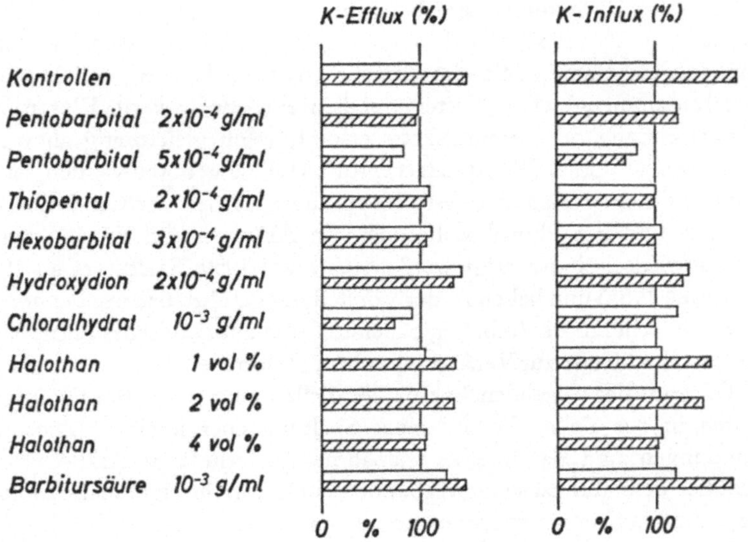

Abb. 18. Mittlere Werte für die Größe des K-Efflux und K-Influx unter allen geprüften Bedingungen. Dargestellt in Prozent der Ruhekontrollwerte. Helle Säulen = ruhende Präparate, schraffierte Säulen = gereizte Präparate.

Bewegungen besteht (s. o.). Die primäre Hemmung der Erregungspermeabilität der Zellmembran durch die Narkosemittel kann auch zur Erklärung ihrer Wirkung auf den K-Influx herangezogen werden. Durch die Verminderung des passiven transmembranen Ionenaustausches werden nämlich die für die Stimulierung des aktiven Ionentransportes wesentlichen Änderungen des intracellulären Ionenmilieus reduziert. Da pro Zeiteinheit weniger K-Ionen aus der Zelle austreten und gleichzeitig auch weniger Na-Ionen in die Zelle eindringen, brauchen entsprechend weniger Ionen entgegen dem Gradienten wieder zurücktransportiert werden. Somit kann sekundär auch die Geschwindigkeit der aktiven Komponente des Ionenaustausches in gleichem Ausmaß herabgesetzt werden. Sämtliche beobachteten Veränderungen des Elektrolytumsatzes unter dem Einfluß der untersuchten Pharmaka lassen sich danach über eine primäre Beeinträchtigung der Erregungspermeabilität der Zellmembran für K- bzw. für Na-Ionen erklären.

6. Beziehungen zwischen dem Ionenhaushalt und dem Sauerstoffverbrauch von Hirngewebe

Die neueren Kenntnisse über die Regulation der cellulären Atmung ermöglichen eine vorläufige Deutung der beobachteten Veränderung des Sauerstoffverbrauches von Hirnschnitten bei elektrischer Reizung (bzw. bei Änderung des Ionenmilieus) im Zusammenhang mit den gleichzeitig stattfindenden Elektrolytverschiebungen:

Lardy et al. (1952), sowie Chance et al. (1955) haben in Untersuchungen an intakten Mitochondrien nachweisen können, daß in einem optimal zusammengesetzten System nur dann ein nennenswerter Elektronentransport entlang der Atmungskette erfolgt, wenn gleichzeitig anorganisches Phosphat und ein Phosphatacceptor (ADP) angeboten werden, da bei intakten Mitochondrien eine feste Kopplung zwischen der Oxydation des Substrates und der Phosphorylierung von ADP besteht. Diese Befunde konnten wiederholt bestätigt werden (Chance 1959, Slater et al. 1959, Lehninger 1965) und haben zu der Vorstellung geführt, daß in einer normal versorgten Zelle, in der Substrat, Sauerstoff und anorganisches Phosphat in ausreichender Menge zur Verfügung stehen, die intracelluläre Konzentration an ADP zum begrenzenden Faktor der Zellatmung wird. Bei Funktionsabläufen in der Zelle, die mit einer Spaltung energiereicher Phosphatverbindungen und damit einer Zunahme des cellulären ADP-Gehaltes gegenüber dem Ruhezustand verbunden sind, kommt es deshalb zu einer Steigerung des Sauerstoffverbrauches, die proportional zum ADP-Angebot ist und so lange andauert bis durch Rephosphorylierung die ADP-Konzentration wieder auf den Ausgangswert erniedrigt ist. Dieser Steuerungsmechanismus der Zellatmung scheint auch im Hirngewebe vorzuliegen, denn es konnte wiederholt eine gewisse Parallelität zwischen dem Sauerstoffverbrauch und der ADP-Konzentration des Gewebes nachgewiesen werden. Vor allem die Untersuchungen von McIlwain und Heald (McIlwain 1952a, b, 1959, 1960, Kratzing 1953, Heald 1954, 1960, Cohen et al. 1960), über das Verhalten der energiereichen Phosphatverbindungen im Hirngewebe unter verschiedenen experimentellen Bedingungen haben gezeigt, daß bei elektrischer Stimulation von Hirnschnitten innerhalb weniger Sekunden ein Zerfall von ATP (und Kreatinphosphat) erfolgt, der mit einem entsprechenden Anstieg der ADP-Konzentration im Gewebe verbunden ist, während bei Beendigung der Reizung wiederum eine rasche Phosphorylierung des gebildeten ADP stattfindet. Parallel hierzu kann ein Anstieg bzw. Abfall des Sauerstoffverbrauches beobachtet werden. In Übereinstimmung mit der Verminderung des Sauerstoffverbrauches während der Narkose stehen auch die Befunde über das gleichzeitige Verhalten der energiereichen Phosphatverbindungen im Hirngewebe. Bei Einwirkung von Narkosemitteln lassen sich nämlich in vivo und in vitro höhere Konzentrationen an Kreatinphosphat und ATP und niedrigere Konzentrationen an ADP und anorganischem Phosphat im Hirngewebe nachweisen als unter Kontrollbedingungen (McIlwain et al. 1951a, b, 1961, McIlwain 1952b, 1953a, 1959, Cohen et al. 1960, Heald 1960). In ähnlicher Weise wie bei der elektrischen Reizung ist auch bei Einwirkung einer hohen extracellulären K-Konzentration bzw. einer niedrigen Ca-Konzentration, die ebenfalls eine Stimulation des Sauerstoffverbrauches bewirken (s. Abschnitt IV 3b), ein rascher Zerfall energiereicher Phosphatverbindungen, sowie ein Anstieg der ADP- und Phosphat-Konzentration im Gewebe festgestellt worden (Mudge 1951, Gore et al. 1952, McIlwain 1952a, b, Tsukada et al. 1955).

Diese gleichartige Reaktion des Energiestoffwechsels bei elektrischer Reizung und K-Einwirkung kann mit großer Wahrscheinlichkeit auf denselben Mechanismus zurückgeführt werden. Wie die Messungen des Ionenumsatzes von Hirnschnitten ergeben haben (s. Abschnitt IV 5), bewirkt die elektrische Reizung eine deutliche Beschleunigung des transmembranen K- und Na-Durchtrittes in beiden Richtungen. Dieser gesteigerte celluläre Ionenaustausch erfordert für seine stoffwechselabhängige „aktive" Komponente, den Bergauftransport der Ionen entgegen dem elektrochemischen Gradienten (K-Influx, Na-Efflux), einen zusätzlichen Verbrauch an energiereichen Verbindungen (s. z. B. Hodgkin et al. 1955, Caldwell 1960, Caldwell et al. 1960, Daniel et al. 1960, Cier 1961, Wilbrandt et al. 1961) und führt damit zu einem erhöhten Angebot von ADP in der Zelle. Ganz entsprechend ist die Wirkung einer hohen extracellulären K-Konzentration oder einer erniedrigten Ca-Konzentration zu beurteilen, die auch an Hirnschnitten – wie am Muskel- und Nervengewebe (Harris et al. 1949, Keynes et al. 1951, Carmeliet 1960, Klaus et al. 1961) – zu einer

Steigerung des transmembranen Ionenumsatzes führen dürften, mit denselben Folgen für den Energiestoffwechsel wie bei der elektrischen Reizung.

Die eigenen Untersuchungen (Klaus 1963, 1964 a, b) geben einen weiteren Hinweis für einen solchen Zusammenhang zwischen dem aktiven Ionentransport und dem oxydativen Stoffwechsel im Hirngewebe. Beim Vergleich der K-Influxwerte und des Sauerstoffverbrauches von Hirnschnitten unter den verschiedenen Bedingungen (Ruhe, Reizung, Einwirkung von Pharmaka) findet sich nämlich eine deutliche positive Korrelation zwischen diesen beiden Größen ($r = + 0{,}85$) (s. Abb. 19), aus der hervorgeht, daß unter den geprüften Bedingungen Zustände mit einem erhöhten aktiven Ionentransport immer auch mit einem gesteigerten Sauerstoffverbrauch des Gewebes verbunden sind (und umgekehrt).

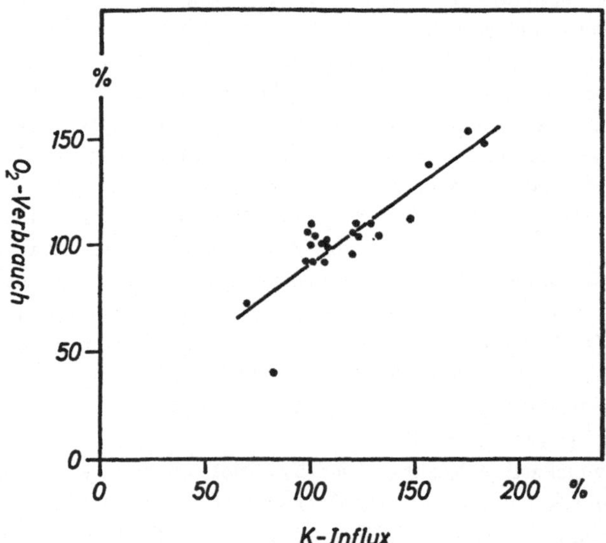

Abb. 19. Korrelation zwischen der Größe des K-Influx und dem Sauerstoffverbrauch von Hirnschnitten unter allen geprüften Bedingungen. Dargestellt in Prozent der Ruhekontrollwerte.

Diese Vorstellungen über die Regulation des Sauerstoffverbrauches der Hirnschnitte durch die Größe des transmembranen „aktiven" Ionentransportes wird durch zahlreiche experimentelle Hinweise unterstützt:

So haben Ghosh et al. (1954) gezeigt, daß die K-Stimulation des Sauerstoffverbrauches nur am intakten Gewebe möglich ist, nicht aber an Homogenaten, in denen die Integrität der Zellen zerstört ist. Der Sauerstoffverbrauch von Hirnschnitten kann außerdem durch die Verwendung eines K-freien oder auch Na-armen Mediums (Dickens et al. 1935, Pappius et al. 1958, Gore et al. 1952, Elliott et al. 1962, Hertz et al. 1962), sowie durch die Einwirkung von Strophanthin (MUDGE 1951, WHITTAM 1961, GONDA et al. 1962), beträchtlich reduziert werden. Diese Maßnahmen hemmen in gleicher Weise auch den aktiven Ionentransport im Gewebe (s. HARRIS et al. 1952, KLAUS 1964c). Unter diesen Bedingungen wird auch die Aktivität der Membran ATPase (= Mg^{++} — K^{+} — Na^{+}-stimulierbare ATPase) im Hirngewebe herabgesetzt (s. WHITTAM 1960, DEUL et al. 1961, SCHWARTZ et al. 1962). Aus zahlreichen Untersuchungen an verschiedenen Geweben geht hervor, daß dieses Enzym in einem engen Zusammenhang zum aktiven Ionentransport durch die Zellmembran steht (HESS et al. 1957, SKOU 1957, 1960, WHITTAM 1960, 1962, BONTING et al. 1961, DEUL et al. 1961, DUNHAM et al. 1961, ALDRIDGE 1962, JÄRNEFELT 1962a, b, SCHWARTZ et al. 1962, YOSHIDA et al. 1962 a). Außerdem ist im Hirngewebe eine gute Übereinstimmung zwischen der ATP-Spaltung durch dieses Ferment und der Größe des Sauerstoffverbrauches unter verschiedenen Bedingungen aufgezeigt worden (WHITTAM 1961, 1962). Weiterhin haben die Untersuchungen von HERTZ et al. (1962) an Hirnschnitten ergeben, daß der Sauerstoffverbrauch bei Veränderung des extracellulären Ionenmilieus in derselben Richtung beeinflußt wird wie die Membran-ATPase-Aktivität. Die Größe des transmembranen aktiven Ionentransportes dürfte demnach ein entscheidender Faktor für die Regulation des Sauerstoffverbrauches im Hirngewebe sein (s. auch HERTZ et al. 1962, WHITTAM 1962, WHITTAM et al. 1964). Die Wirkung der elektrischen Reizung und einer gesteigerten extracellulären K-Konzentration (bzw. einer erniedrigten Ca-Konzentration) scheint somit auf denselben Grundmechanismus, auf eine Steigerung der Umsatzrate der energiereichen Phosphatverbindungen infolge eines erhöhten transmembranen aktiven Ionentransportes, zurückzuführen zu sein. Daneben sollten jedoch auch Unterschiede in den Auswirkungen dieser beiden Stimulationsmöglichkeiten bestehen (MCILWAIN 1959, HEALD 1960), da der Wechsel von Depolarisations- und Repolarisationsphasen bei der elektrischen Reizung „physiologischer“ sein dürfte als die durch hohe K-Konzentrationen bewirkte Dauerdepolarisation der Zellmembran.

7. Ca-Haushalt

a) Ca-Konzentration in ruhenden und gereizten Hirnschnitten: Bisher liegen nur sehr wenige Informationen über das Verhalten der Ca-Konzentration in Hirnschnitten unter verschiedenen experimentellen Bedingungen vor (LOLLEY 1963, KLAUS 1963, 1964a, b, FLÖRKEMEIER 1965). Für frisch entnommenes Hirngewebe von Meerschweinchen werden Konzentrationen von 2,46 (KLAUS 1963, 1964a, b), 3,50 (LINDER 1935) und 4,00 mÄq/kg FG (LOLLEY 1963) angegeben. Bei Inkubation der Schnitte in Tyrodelösung stellen sie sich rasch auf einen neuen Wert ein, der weitgehend von der Ca-Konzentration des Inkubationsmediums bestimmt wird (LOLLEY 1963). In einer Lösung mit „normaler" Ca-Konzentration von 3,6 mÄq/l betrug der Ca-Gehalt des Gewebes rund 6,20 mÄq/kg FG (Klaus 1963, 1964a, b, s. Tab. 10), bei höheren extracellulären Ca-Konzentrationen stieg er weiter an, bei niedrigeren Konzentrationen nahm er entsprechend ab. (Lolley 1963) Eine mit den in vivo-Werten übereinstimmende Gewebe-Ca-Konzentration konnte bei Inkubation in einem Medium mit 1,50 mÄq/l erhalten werden.

Die Ca-Akkumulation im Hirngewebe bei in vitro-Versuchen kann nicht vollständig durch die Steigerung des extracellulären Ca-Anteils erklärt werden, sondern scheint zu einem großen Teil auf einer zusätzlichen Ca-Bindung an Gewebestrukturen zu beruhen (s. auch Lolley 1963). Sie ist bereits innerhalb einer Minute nach Beginn der Inkubation abgeschlossen, bleibt dann für längere Zeit konstant (Abb. 20) und ist unabhängig von verschiedenen Maßnahmen, die den cellulären Ionenumsatz beeinflussen,

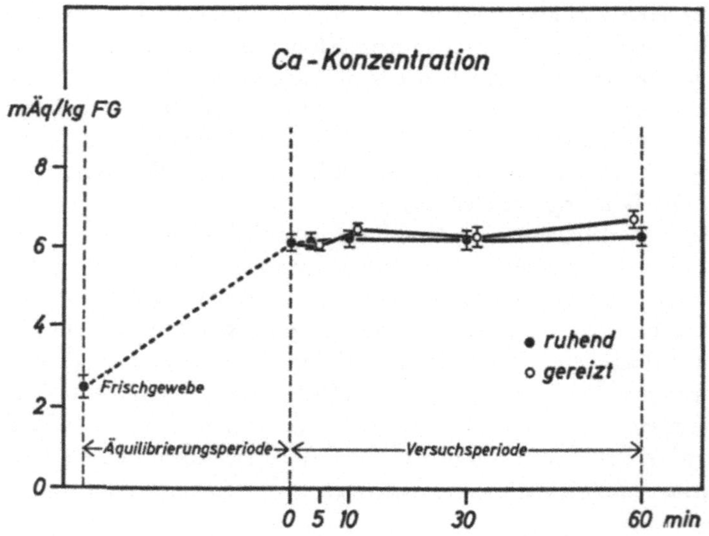

Abb. 20. Die mittleren Ca-Konzentrationen (bezogen auf das Feuchtgewicht) in frischen und inkubierten Hirnschnitten in Abhängigkeit von der Versuchsdauer.

wie elektrische Reizung, Sauerstoff-, Glukosemangel und 2,4-Dinitrophenoleinwirkung (Klaus 1964b). Bei länger dauernder Anoxie steigt dagegen der Ca-Gehalt des Gewebes signifikant an, gleichzeitig jedoch auch der Wassergehalt, woraus auf eine strukturelle Schädigung geschlossen werden kann.

Eine derartige stoffwechselunabhängige Ca-Bindung ist auch von Charnock (1963) auf Grund von ^{45}Ca-Aufnahmemessungen an Hirnschnitten vermutet worden und in ähnlicher Weise auch an Nervenfasern

(HODGKIN et al. 1957), Speicheldrüsen- (DREISBACH 1962), Leber-, Nieren- und Dünndarmpräparaten (SCHACHTER et al. 1960), sowie an Nierenmitochondrien (DELUCA et al. 1961) beobachtet worden. Sie dürfte auf eine Anlagerung von Ca an Eiweißstrukturen, die bei der Herstellung der Schnitte freigelegt werden, zurückzuführen sein und durch die gegenüber den in vivo-Verhältnissen zu hohe Konzentrationen an ionisiertem Ca im Inkubationsmedium begünstigt werden (s. auch LOLLEY 1963). Da die Verteilung des zusätzlich aufgenommenen Ca zwischen dem Extracellulärraum und dem Intracellulärraum nicht exakt ermittelt werden konnte, ließ sich keine Korrektur für den extracellulären Ca-Anteil und damit auch keine Berechnung der intracellulären Ca-Konzentration vornehmen.

Tabelle 10. *Ca-Konzentration (in mÄq/kg Feuchtgewicht) in ruhenden und elektrisch gereizten Hirnschnitten bei Einwirkung verschiedener Pharmaka. Einzelheiten siehe Legende zu Tab. 4*

Bedingungen	Ruhe	Reizung	P_1	P_2	P_3
Kontrollen	6,19 ± 0,10 (158)	6,32 ± 0,08 (134)	ns	—	—
Pentobarbital 2×10^{-4} g/ml	6,08 ± 0,32 (24)	6,12 ± 0,24 (23)	ns	ns	ns
Halothan 4 Vol. %	6,22 ± 0,21 (24)	6,36 ± 0,21 (24)	ns	ns	ns
Barbitursäure 1×10^{-3} g/ml	6,50 ± 0,31 (24)	6,22 ± 0,25 (24)	ns	ns	ns

b) Ca-Umsatz: Die Messung des cellulären Ca-Umsatzes wird durch die beschriebene Ca-Adsorption bei Inkubation der Hirnschnitte und dem nur partiellen Austausch des Gewebe-Ca erschwert. Befriedigende Informationen lassen sich deshalb nur bei gleichzeitiger Messung des gesamten Ca-Gehaltes des Gewebes, der ^{45}Ca-Aufnahme- und Abgabegeschwindigkeiten und des Anteils der unterschiedlich schnell austauschenden Fraktionen am Gesamtumsatz gewinnen.

Frühere Untersuchungen, in denen nur einige dieser Größen erfaßt wurden, haben zu wenig befriedigenden Resultaten geführt. Der erste Versuch einer Ca-Umsatzmessung in Hirnschnitten durch Bestimmung der innerhalb einer Stunde aufgenommenen ^{45}Ca-Menge ließ nur eine unspezifische Akkumulation im Gewebe vermuten (CHARNOCK 1963), da verschiedene experimentelle Maßnahmen, die den oxydativen Stoffwechsel erheblich beeinflußten (z. B. hohe extracelluläre K-Konzentrationen, hohe Strophanthinkonzentrationen, 2,4-Dinitrophenol-, Salicylat-, Phospholipase A-Einwirkung und Anoxie), keinen sicheren Einfluß auf die ^{45}Ca-Aufnahme hatten. Da bei diesen Untersuchungen jedoch weder der Zeitverlauf der radioaktiven Markierung, noch der Gewebe-Ca-Gehalt ermittelt wurden, lassen sich keine verläßlichen Aussagen über das Verhalten des Ca-Austausches in den Hirnschnitten machen. Es kann danach nur vermutet werden, daß die gemessene ^{45}Ca-Aufnahme weitgehend unabhängig vom oxydativen Stoffwechsel ist. CHARNOCK nimmt deshalb auch eine chemische Bindung der Ca-Ionen an unbekannte Gewebeelemente als dominierenden Faktor für diesen Prozeß an.

Messungen des gesamten Zeitverlaufes der radioaktiven Markierung des Gewebe-Ca und der ^{45}Ca-Abgabe in inaktivem Medium lassen mindestens zwei unterschiedlich schnell austauschende Ca-Fraktionen erkennen (Abb. 21, 22). Die schnellere Komponente, die etwa 50–60% des Gewebe-Ca umfaßt, tauscht mit einer Halbwertszeit von 3–4 min aus. Sie scheint vorwiegend aus extracellulärem Ca zu bestehen, außerdem dürfte aber noch ein je nach Funktion verschieden großer cellulärer Ca-Anteil darin enthalten sein. Die langsamere Komponente weist eine etwa 10fach längere Austauschhalbwertszeit auf. Sie kann als vorwiegend celluläre Ca-Fraktion betrachtet werden, da sie bei Änderungen des Funktionszustandes charakteristische Veränderungen aufweist (s. u.).

Eine Berechnung der spezifischen Aktivität des Gewebe-Ca (SA_G in Imp/min/μÄq Ca) in ruhenden Hirnschnitten nach Abschluß des Markierungsprozesses (60 min) ergibt einen Wert von nur etwa 82% der spezifischen Aktivität des Inkubationsmediums (SA_T), d. h. ein Teil des Gewebe-Ca hat unter diesen Bedingungen nicht am Austausch teilgenommen (Abb. 21). Dieses Verhalten steht in Übereinstimmung mit der auf Grund anderer Messungen (z. B. Dialyse, Verteilungs- und Bindungsstudien) entwickelten Vorstellung ,daß in biologischem Material nur ein Teil des Ca in freier Form vorliegt, während der überwiegende Anteil verschieden starke Komplexbindungen eingeht und z. T. derart fest gebunden wird, daß ein nachträglicher Austausch kaum möglich ist (Lit. s. MONNIER 1949, BRINK 1954, KLAUS 1964c).

Eine Analyse des Ca-Umsatzes ruhender Hirnschnitte unter Berücksichtigung des Gewebe-Ca-Gehaltes, der ^{45}Ca-Aufnahme- und Abgabecharakteristiken ergab drei Komponenten mit verschiedenem Verhalten, eine schnell austauschende Fraktion von 3,80 μmol/g FG ($t_{1/2}$ = 3–4 min), eine langsam austauschende Fraktion von 1,66 μmol/g FG ($t_{1/2}$ = 32–42 min) und eine nicht austauschbare Fraktion von 1,39 μmol/g FG (Zusammenfassung der Werte von KLAUS 1963, 1964a, b, FLÖRKEMEIER 1965) (s. auch Abb. 25).

Elektrisch gereizte Präparate weisen im Vergleich zu den ruhenden Hirnschnitten eine gesteigerte Aufnahme- und Abgabegeschwindigkeit für ^{45}Ca auf (kenntlich vor allem an der Abnahme der Austauschhalbwertszeit der langsameren Komponente), sowie eine Zunahme der langsamer austauschenden Ca-Fraktion am Gesamtumsatz auf Kosten des unter Ruhebedingungen nicht austauschbaren Ca-Anteils: schnell austauschende Fraktion = 3,42 μmol/g FG ($t_{1/2}$ = 3–4 min), langsam austauschende

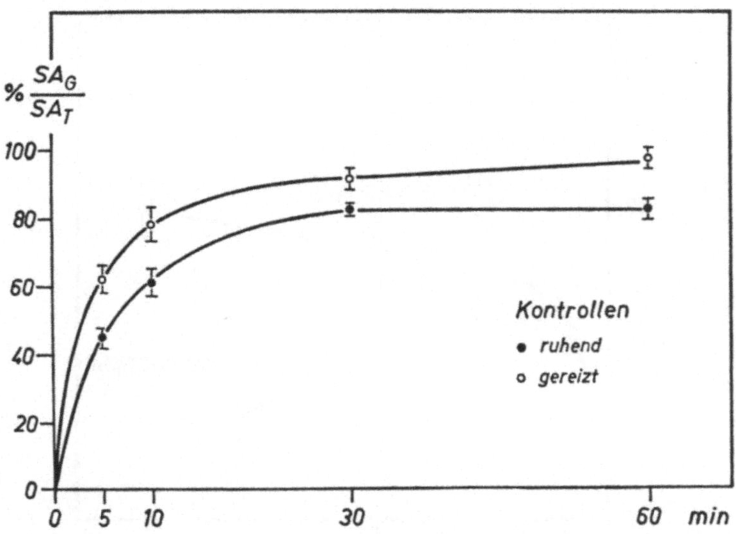

Abb. 21. ^{45}Ca-Aufnahme in ruhende und elektrisch gereizte Hirnschnitte in Abhängigkeit von der Aufladedauer. Dargestellt ist die spezifische Aktivität des Gewebes in Prozent der spezifischen Aktivität der Tyrodelösung. Einzelheiten s. Anhang.

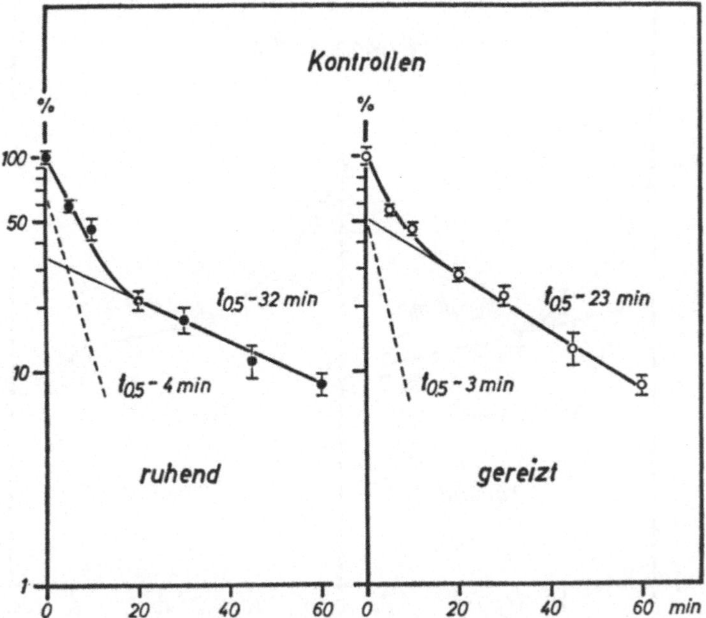

Abb. 22. ^{45}Ca-Abgabe aus ruhenden und elektrisch gereizten Hirnschnitten in Abhängigkeit von der inaktiven Spüldauer. Die Meßwerte sind in Prozent der Anfangsaktivitäten aufgetragen. Die Halbwertszeiten der unterschiedlich schnell austauschenden Phasen sind in min angegeben. Einzelheiten s. Anhang.

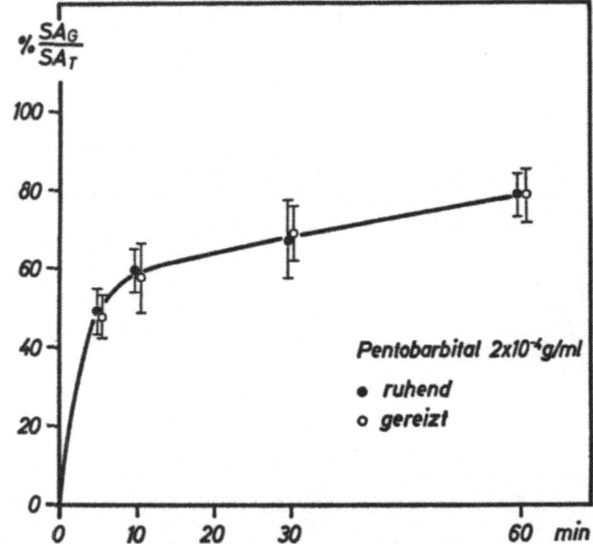

Abb. 23. ^{45}Ca-Aufnahme in ruhende und elektrisch gereizte Hirnschnitte unter dem Einfluß von Pentobarbital 2×10^{-4} g/ml (vgl. Abb. 21).

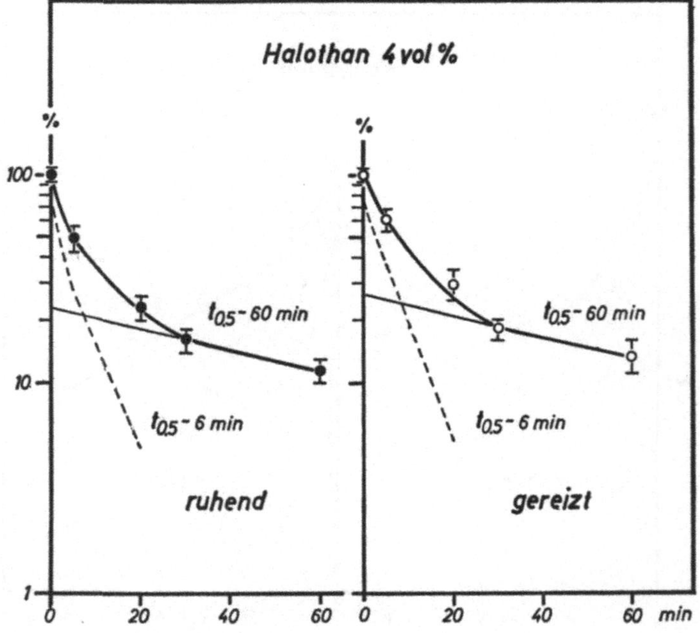

Abb. 24. ^{45}Ca-Abgabe aus ruhenden und elektrisch gereizten Hirnschnitten unter dem Einfluß von Halothan 4 Vol % (vgl. Abb. 22).

Fraktion = 3,05 μmol/g FG ($t_{1/2}$ = 23–28 min), nicht austauschbare Fraktion = 0,10 μmol/g FG) (s. auch Abb. 25). Diese Veränderungen des Ca-Umsatzes bei elektrischer Reizung konnten in den Versuchen von LOLLEY (1963) nicht erkannt werden, da die spezifische Aktivität des Gewebe-Ca nicht ermittelt wurde.

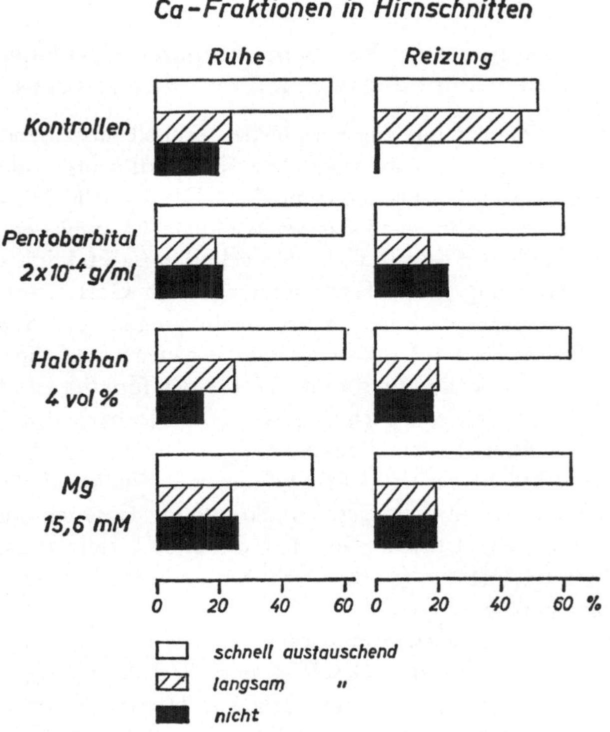

Abb. 25. Zusammenfassende Darstellung der unterschiedlich schnell austauschenden Ca-Fraktionen in Hirnschnitten unter den geprüften Bedingungen. Dargestellt in Prozent des jeweiligen gesamten Ca-Gehaltes des Gewebes (Einzelheiten s. Anhang) (nach KLAUS 1964a, b, FLÖRKEMEIER et al. 1965).

c) Einfluß von Narkosemitteln: Bei Einwirkung von Narkosemittelkonzentrationen, die den elektrischen Reizeffekt auf den Sauerstoffverbrauch und den K-Umsatz vollständig zu hemmen vermögen, werden auch die durch die Reizung bedingten Änderungen des Ca-Haushaltes verhindert (KLAUS 1964a, b, FLÖRKEMEIER et al. 1965). Sowohl die Aufnahme- als auch die Abgabegeschwindigkeit für radioaktives Ca waren auf den Ruhewert (oder noch stärker) reduziert (Abb. 23, 24) und das Verteilungsbild der unterschiedlich schnell austauschenden Ca-Fraktionen war vergleichbar mit dem der ruhenden Präparate (Abb. 25). Vor allem die bei Reizung unter Kontrollbedingungen resultierende Mobilisation des gebundenen Ca und die entsprechende Zunahme der langsamer austauschenden Komponente fehlten vollständig. Der gesamte Ca-Gehalt des Gewebes wurde dabei nicht verändert (KLAUS 1964a, b) bzw. bei Mg-Einwirkung geringgradig reduziert (FLÖRKEMEIER 1965).

8. Beziehungen zwischen dem cellulären Ca-Haushalt und dem Funktionszustand des Hirngewebes

Eine exakte Zuordnung der verschieden schnell austauschenden Ca-Fraktion zu bestimmten morphologischen Kompartimenten oder physiologischen Prozessen ist bisher nicht möglich. Die schnelle Phase des Ca-Austausches dürfte vorwiegend das extracelluläre Ca umfassen, daneben aber in wechselndem Ausmaß auch eine celluläre Ca-Fraktion enthalten, wie aus der Änderung dieses Fraktionsanteiles am Gesamtaustausch bei Vorliegen verschiedener funktioneller Bedingungen hervorgeht. Die langsamere Phase des Ca-Austausches dürfte dagegen auf eine celluläre Ca-Komponente zurückzuführen sein, die für das funktionelle Verhalten der Präparate von großer Bedeutung ist, da sie je nach den Versuchsbedingungen in ihrer Austauschgeschwindigkeit und ihrem quantitativen Ausmaß beträchtlich variiert: Bei gesteigerter Funktion (elektrische Reizung) nimmt der Anteil dieser Fraktion am Gesamtaustausch zu, außerdem erfolgt der Umsatz dann mit erhöhter Geschwindigkeit; bei Funktionsbeeinträchtigung (z. B. durch Narkosemittel) finden sich entgegengesetzte Veränderungen.

Die bei der elektrischen Stimulation beobachtete Zunahme der austauschbaren Ca-Fraktion des Gewebes und Beschleunigung der ^{45}Ca-Umsatzgeschwindigkeit stimmt mit den am Herzmuskelgewebe unter derartigen Bedingungen beobachteten Veränderungen des Ca-Haushaltes überein (z. B. HODITZ et al. 1963, GROSSMANN et al. 1964). Auch an einzelnen Nervenfasern wurden von verschiedenen Untersuchern ähnliche Effekte, zumindest eine Beschleunigung der Ca-Umsatzgeschwindigkeit, bei der elektrischen Reizung beobachtet: FLÜCKIGER et al. (1955), sowie HODGKIN et al. (1957) haben an Riesenaxonen von Tintenfischen bei elektrischer Reizung eine zusätzliche ^{45}Ca-Aufnahme gegenüber den Ruhewerten nachgewiesen, deren Ausmaß von der extracellulären Ca-Konzentration abhängig war. Dagegen konnten sie keine Beeinflussung der ^{45}Ca-Abgabe feststellen. Ebensowenig fanden TASAKI et al. (1961) bei Depolarisation der Membran durch Steigerung der extracellulären K-Konzentration oder durch elektrische Reizung eine Beeinflussung der ^{45}Ca-Abgabegeschwindigkeit aus peripherem Nervengewebe. Diese Untersuchungen sind jedoch unter Bedingungen durchgeführt worden, die keine exakte Abgabemessungen erlauben. Das radioaktive Ca wurde nämlich intracellulär injiziert, wodurch Veränderungen der intracellulären Ca-Konzentration hervorgerufen wurden. Außerdem könnten bei diesem Vorgehen bestimmte Ca-Fraktionen (z. B. in der Zellmembran) nicht radioaktiv markiert worden sein. Insgesamt scheint es fraglich, ob dieses injizierte Ca sich unter allen Bedingungen genauso verhält, wie das endogene Ca bzw. das bei Inkubationsversuchen austauschbare Ca. Hierauf weisen auch KOKETSU et al. (1961) hin. Sie fanden nämlich bei Messungen der ^{45}Ca-Abgabegeschwindigkeit an Froschnerven, die vorher 2 Std in ^{45}Ca-haltiger Badlösung inkubiert worden waren, im Gegensatz zu HODGKIN et al. (1957) einen deutlich beschleunigenden Effekt der elektrischen Reizung auf den ^{45}Ca-Austritt.

Die Wirkung der elektrischen Reizung auf die ^{45}Ca-Aufnahme wurde von HODGKIN et al. (1957) zunächst über einen transmembranen Ca-Einstrom während der Depolarisationsphase des Aktionspotentials erklärt, wobei die Ca-Ionen denselben Durchtrittsmechanismus wie die Na-Ionen benutzen sollen, wie aus der elektrophysiologisch nachgewiesenen ausgeprägten Interferenz von Ca- und Na-Ionen bei der Aktionspotentialauslösung geschlossen wurde (Lit. s. FRANKENHAEUSER 1957, FRANKENHAEUSER et al. 1957, SHANES 1958).

Außer dieser Deutung der Befunde ist jedoch noch ein weiterer Mechanismus denkbar, der die beobachteten Effekte der elektrischen Reizung auf den Ca-Umsatz der Hirnschnitte erklären würde: Die Permeabilität der Zellmembran für Na- und K-Ionen scheint durch eine bestimmte Ca-Fraktion gesteuert zu werden, die unter Ruhebedingungen weitgehend an Bindungsstellen der Membran fixiert ist und dabei den Durchtritt anderer Ionen (Na, K) durch die Poren der Zellmembran behindert. Bei der elektrischen Reizung könnte diese Ca-Fraktion mobilisiert werden, evtl. vorübergehend von den Bindungsstellen gelöst werden und dadurch den Na- und K-Ionen einen erleichterten passiven Durchtritt durch die Zellmembran ermöglichen bzw. Bindungsstellen für den transmembranen Na-Einstrom freigeben. Durch diesen Vorgang würde dann der Depolarisationsprozeß ausgelöst. Ein derartiger Zusammenhang zwischen dem Verhalten des membrangebundenen Ca und dem Erregungsvorgang wurde bereits früher auf Grund elektrophysiologischer Messungen vermutet (z. B. GORDON et al. 1948, HODGKIN et al. 1949, 1957, FRANKENHAEUSER et al. 1957, SHANES 1958, SHANES et al. 1959, BARKER et al. 1962, NISHI et al. 1965), allerdings fehlte bisher ein direkter Nachweis der hierbei postulierten Ca-Umsatzveränderungen.

Nach dieser Hypothese könnte die in den geschilderten Untersuchungen bei der elektrischen Reizung beobachtete Beschleunigung des ^{45}Ca-Austausches und die Zunahme der austauschbaren Ca-Fraktion in den Hirnschnitten weniger als Ausdruck eines echten transmembranen Ca-Durchtrittes, sondern vielmehr als Zeichen einer gesteigerten Mobilisation des membrangebundenen Ca betrachtet werden. Die unter diesen Bedingungen stattfindende funktionelle Anregung des Gewebes (z. B. die Beschleunigung des K- und Na-Austausches) würde danach als Sekundärerscheinung aus dieser Veränderung des Ca-Haushaltes der Nervenzellen resultieren. Die beobachteten Hemmeffekte der Narkosemittel ließen sich dann über eine Herabsetzung der Mobilisationsfähigkeit dieser Ca-Fraktion im Nervengewebe erklären, wodurch die zur Erregungsauslösung erforderliche Zunahme der spezifischen Membranpermeabilitäten erschwert oder ganz verhindert würde.

Für einen derartigen Zusammenhang zwischen der Funktion des Nervengewebes und dem Ca-Haushalt sprechen zahlreiche elektrophysiologische Befunde. Die Beziehung zwischen der Ca-Konzentration des Milieus (bzw. des Gewebes) und der Funktion von peripherem Nervengewebe sind außerordentlich zahlreich. Sehr stark ausgeprägt ist z. B. die Abhängigkeit der Membranpermeabilität erregbarer Zellen von der extracellulären Ca-Konzentration: In einem Ca-armen Medium nimmt der Membranwiderstand ab, der passive Na- und K-Austausch durch die Zellmembran ist gesteigert und die Schwelle für die Auslösung des Erregungsprozesses reduziert, evtl. kommt es sogar zur Spontanaktivität (Lit. s. Cole 1949, Hodgkin 1951, Brink 1954, Hodgkin et al. 1955, Frankenhaeuser 1957, Frankenhaeuser et al. 1957, Shanes 1958, Adelman et al. 1961, Tasaki et al. 1961, Kimizuka et al. 1963). Curtis et al. (1960) konnten durch eine lokale Erniedrigung der Ca-Konzentrationen im Nervengewebe (durch iontophoretische Applikation von Na-EDTA, Mg-EDTA, nicht aber Ca-EDTA) fortgeleitete Aktionspotentiale auslösen. Diese Depolarisationseffekte dürften auf der Beseitigung einer membrangebundenen Ca-Fraktion beruhen, denn eine Erniedrigung der extracellulären Ca-Konzentration allein reichte zur Erzielung derartiger Erscheinungen nicht aus. Entgegengesetzte Wirkungen wie die hier beschriebenen sind bei einer Erhöhung der extracellulären Ca-Konzentration zu beobachten. Es kommt dabei zu einer gewissen „Stabilisation“ der Zellmembran, d. h. es wird hierdurch all jenen Vorgängen entgegenwirkt, die eine Depolarisation begünstigen. Diesem Effekt liegt eine spezifische Hemmung der Na-Permeabilität der Zellmembran zugrunde, wodurch die Auslösung eines Aktionspotentials erschwert oder ganz verhindert wird (s. Frankenhaeuser 1957, Frankenhaeuser et al. 1957, Shanes 1958).

Der genaue Mechanismus der Permeabilitätsänderung der Zellmembran durch Ca-Ionen ist noch unbekannt. Ob eine direkte Beziehung zwischen den beobachteten Veränderungen im Ca-Haushalt, den damit verknüpften Änderungen des Funktionszustandes und der Proteinstruktur des Nervengewebes besteht (die für das Permeabilitätsverhalten der Membran von Bedeutung ist), wie auf Grund der unterschiedlichen UV-Spektren von

Extrakten aus ruhenden und gereizten Nervenfasern und dem Einfluß von Ca-Ionen hierauf (LUXORO et al. 1962, UNGAR et al. 1962) vermutet werden könnte, muß vorerst noch offen bleiben, da sich die Prüfung dieser Zusammenhänge erst im Anfangsstadium befindet. Modellversuche an monomolekularen Filmen aus Stearinsäure, Lecithin, Phospholipoiden aus Nervengewebe u. a. haben ergeben, daß die Rigidität dieser Membranen bei Anwesenheit von Ca-Ionen beträchtlich gesteigert wird, möglicherweise durch eine Verstärkung der molekularen Vernetzung (LANGMUIR et al. 1936, SKOU 1954, SHANES et al. 1960, ABOOD et al. 1963, FEINSTEIN 1964). Diese Befunde wurden zur Erklärung der stabilisierenden Wirkung der Ca-Ionen auf die Zellmembran des Nervengewebes herangezogen (SHANES 1958, MUELLER et al. 1962). Allerdings ist die Art der Ca-Bindung im biologischen Material noch ungeklärt, ebenso der Mechanismus, der eine reversible Mobilisation der membrangebundenen Ca-Fraktion bewirkt und damit zur Erregungsauslösung führt.

BRINK (1954) hat eine große Zahl von Substanzen zusammengestellt, die an der Ca-Bindung im Gewebe beteiligt sein können (z. B. Proteine, Phospholipoide, Dicarbonsäuren, Adenylsäurederivate etc.), jedoch gleichzeitig darauf hingewiesen, daß es nicht möglich ist, allein aus den Konzentrationen dieser Substanzen und ihren Bindungskonstanten Hinweise auf die physiologische Ca-Fixierung im Gewebe abzuleiten, da die strukturelle Anordnung dieser verschiedenen Komponenten in der Zelle von wesentlicher Bedeutung für das Ausmaß der Ca-Bindung ist.

Über den eigentlichen Regulationsmechanismus der Membranpermeabilitätsänderung durch Ca-Ionen liegen deshalb bisher nur Hypothesen vor. Eingehende Messungen des Widerstandes und der Permeabilität künstlicher und natürlicher Membranen haben TOBIAS et al. (1960, 1962, 1964, MIKULECKY et al. 1964) schließen lassen, daß zumindest drei Prozesse bei einer reversiblen Permeabilitätsänderung beteiligt sind: Zunächst soll durch ein katelektrotonisches Eindringen von K in der Zellmembran gebundenes Ca verdrängt werden (= Ionenaustausch), dadurch eine Hydratation der Membran (= Hydrokinese) und eine Deformierung der ursprünglichen Proteinstruktur (= Proteokinese) herbeigeführt werden. Schwierigkeiten bestehen allerdings für die Erklärung des initialen Anstiegs der Na-Permeabilität, wozu Hilfshypothesen herangezogen werden müssen (s. TOBIAS 1964).

MULLINS (1959a, b, 1960, 1961) hat auf Grund von Permeationsstudien am Nerven- und Muskelgewebe, die mittels zahlreicher, unterschiedlich großer Ionen unter verschiedenen Bedingungen vorgenommen wurden, eine andere Vorstellung über die Änderung der Membranpermeabilität während des Erregungsvorganges entwickelt, die mit den elektrophysiologischen Fakten vereinbar ist: Die für den transmembranen Ionendurchtritt geeigneten Stellen der Zellmembran, sogenannte Poren, sollen im nichtpolarisierten Zustand der Membran eine Größe aufweisen, die ideal durchgängig für K-Ionen ist (mittlerer Radius 4 Å). Beim Vorliegen eines Membranpotentials werden diese Poren jedoch durch den „Druck“ der nicht penetrierenden Ionen derart deformiert, daß ihr Durchmesser abnimmt (Radius etwa 3,7 Å) und dann besser für das Eindringen der Ca-Ionen geeignet ist. Da der effektive Durchmesser der Ca-Ionen praktisch mit dem der Na-Ionen übereinstimmt (bei Berücksichtigung der Hydradation), weist die Membran somit bei Beginn eines Erregungsvorganges (wobei die Ca-Ionen durch einen noch unbekannten Mechanismus von ihren Bindungsstellen entfernt werden) eine besonders stark ausgeprägte Na-Permeabilität auf, so daß auf Grund des elektrochemischen Gradienten zunächst ein rascher Na-Einstrom erfolgen kann. Dieser Effekt hat jedoch eine Depolarisation der Zellmembran zur Folge und führt damit zum Wegfall der deformierenden Kräfte, so daß der Porendurchmesser daraufhin zunimmt, wodurch in einer zweiten Phase besonders der K-Ionendurchtritt begünstigt wird. Auf diese Weise lassen sich die charakteristischen zeitlichen Veränderungen der spezifischen Na- und K-Permeabilitäten der Zellmembran während des Aktionspotential-Ablaufes erklären.

Eine ähnliche Vorstellung haben ADELMAN et al. (1960) entwickelt. Sie nehmen an, daß ein Teil der Ca-Ionen in bestimmten Poren der Zellmembran, die eine geeignete Größe aufweisen, an anionischen Bindungsstellen der Wandung fixiert sind und durch ihre Bindungskräfte die Porengröße auf einen bestimmten Wert stabilisieren. Bei Entfernung des Ca während des Erregungsvorganges können die nahezu gleich großen Na-Ionen durch diese freigewordenen Kanäle eindringen und zur Depolarisation führen. Gleichzeitig erfolgt aber eine Änderung der Porengröße, da die stabilisierenden Bindungskräfte der Ca-Ionen fehlen. Die Poren können sich daraufhin ausweiten und lassen deshalb in der zweiten Phase des Aktionspotentials besser K-Ionen als Na-Ionen hindurchtreten.

Ein vom klassischen Porenmodell der Zellmembran abweichender Mechanismus für den transmembranen Ionendurchtritt ist von GOLDMAN (1964, 1965) in Form einer „Phospholipoidschleuse“ vorgeschlagen worden. Danach soll die Zellmembran in gewissen Abständen Phospholipoidmoleküle aufweisen, die mit ihren Kohlenwasserstoffketten nach innen in der Lipoidschicht der Membran, mit ihren polaren Gruppen nach außen im Kontakt mit den Proteinrandschichten der Membran angeordnet sein sollen. Ihre reaktiven Stellen besitzen Ionenaustauschereigenschaften und weisen je nach ihrer Konfiguration (die vom elektrischen Feld und dem Ionenmilieu bestimmt wird) eine wechselnde Affinität für verschiedene Ionen auf. Unter Ruhebedingungen sollen vorwiegend Ca-Ionen gebunden werden, die bei elektrischer Stimulation wegen der Strukturänderung der polaren Gruppen freigegeben und durch Na-Ionen ersetzt werden, die ihrerseits wegen ihrer vergleichsweise nur geringen Affinität zu diesen Bindungsstellen rasch von K-Ionen verdrängt werden können. Bei Wahl geeigneter Konstanten ließen sich auf dieser Basis die bei Erregung stattfindenden charakteristischen Änderungen der Membranpermeabilität und ihre Steuerung durch Ca-Ionen in guter Übereinstimmung mit experimentell gewonnenen Daten berechnen.

Die erwähnten Befunde über das Verhalten des cellulären Elektrolytstoffwechsels im Hirngewebe bei verschiedenen Funktionszuständen lassen sich in diese skizzierten Vorstellungen über die Regulation der Membranpermeabilität ohne Schwierigkeit eneinordnen: Der Funktionszustand der Nervenzellen scheint danach durch eine bestimmte Ca-Fraktion geregelt zu werden, die sehr wahrscheinlich an die Zellmembran gebunden ist und in ihrem Verhalten eine besondere Empfindlichkeit gegenüber den Wirkungen der elektrischen Reizung bzw. der Narkosemittel aufweist. Bei elektrischer Stimulation wird der Fixationsgrad dieser Ca-Fraktion beträchtlich herabgesetzt und sehr wahrscheinlich durch diese Mobilisation von gebundenem Ca die Membranpermeabilität für andere Ionen erhöht, so daß ein gesteigerter transmembraner Ionenaustausch entsprechend dem elektrochemischen Gradienten stattfinden kann, der dann den Ablauf eines Aktionspotentials zur Folge hat. In der anschließenden Erholungsphase werden diese Ionenverschiebungen durch andere, „aktive" (energieverbrauchende) Transportmechanismen wieder rückgängig gemacht. Diese elektrische Funktionsanregung ist deshalb u. a. mit einem gesteigerten transmembranen K- und Na-Umsatz und einem erhöhten Sauerstoffverbrauch verbunden. Die Wirkung der Narkosemittel kann danach durch eine Herabsetzung der Mobilisationsfähigkeit dieser funktionell wichtigen Ca-Fraktion erklärt werden. Die unter diesen Bedingungen beobachtete stärkere Fixation des Ca an bestimmte Gewebestrukturen würde dann (bei gleicher Reizintensität) eine nur geringe bzw. überhaupt keine Zunahme der Membranpermeabilität der K- und Na-Ionen erlauben, so daß die Sekundäreffekte, wie z. B. die Erhöhung des transmembranen Ionenumsatzes und des Sauerstoffverbrauches, die als Charakteristika eines gesteigerten Funktionszustandes angesehen werden, unter diesen Bedingungen vollständig fehlen können.

V. Beziehungen zwischen dem cellulären Elektrolythaushalt und dem Narkosemechanismus

Nachdem in den vorangegangenen Abschnitten verschiedene charakteristische Wirkungen von Narkosemitteln auf den cellulären Elektrolytstoffwechsel des Hirngewebes beschrieben worden sind, bleibt noch die Frage zu beantworten, ob und wie sich das skizzierte Bild einer primären Interferenz dieser Substanzen mit dem Erregungsstoffwechsel der Nervenzellen in die gegenwärtigen Vorstellungen über den Narkosemechanismus einordnen läßt.

Eine befriedigende und allgemein anerkannte Erklärung des eigentlichen Wirkungsmechanismus der Narkosemittel kann bisher noch nicht gegeben werden, es existieren nur mehr oder weniger wahrscheinliche Theorien über diesen Vorgang. Sie vermögen meistens nur für eine beschränkte Anzahl von Narkosemitteln eine Beschreibung gewisser Korrelationen zwischen ihren physikalisch-chemischen, enzyminhibitorischen u. a. Eigenschaften und ihrer narkotischen Wirksamkeit zu geben und basieren häufig auf Beobachtungen, die an sehr unterschiedlichen biologischen Präparaten, an künstlichen Modellsystemen oder nur mit hohen Narkosemittelkonzentrationen oder unter sonst extremen Versuchsbedingungen gemacht wurden und die deshalb teilweise von fragwürdiger Bedeutung für die eigentliche Wirkung dieser Substanzen auf den Funktionszustand der Nervenzellen in vivo sind.

Andererseits wird bei Verwendung von komplexeren biologischen Systemen unter „physiologischen" Bedingungen eine exakte Aussage über kausale Beziehungen dadurch erschwert, daß die zu beobachtenden funktionellen Veränderungen nicht alle unbedingt in einem direkten Zusammenhang zur narkotischen Wirkung zu stehen brauchen, sondern vollständig unabhängig davon oder auch als Folgereaktion auftreten können. Es ist deshalb nicht überraschend, daß bei den inzwischen bekannt gewordenen zahlreichen Wirkungsmöglichkeiten der Narkosemittel immer wieder neue Vorstellungen über den Narkosemechanismus entwickelt wurden, je nachdem welcher der beobachteten Effekte von den betreffenden Untersuchern als entscheidender Kausalfaktor angesehen wurde. Im Rahmen der vorliegenden Betrachtung kann kein vollständiger Überblick über sämtliche bisher aufgestellten Narkosetheorien gegeben werden (s. dazu Winterstein 1926, Henderson 1930, Höber 1945, Butler 1950, Harris 1951, Rummel 1954, Pittinger 1959, Featherstone et al. 1963), es sollen vielmehr nur jene Vorstellungen diskutiert werden, denen nach unseren heutigen Kenntnissen noch eine gewisse Bedeutung für die Erklärung der Narkose beizumessen ist.

1. Biophysikalische Theorien

Die älteren Untersuchungen befaßten sich vorwiegend mit gewissen leicht meßbaren physiko-chemischen Eigenschaften der Narkosemittel und suchten diese in Beziehung zur narkotischen Wirksamkeit zu bringen. Meistens fanden sich allerdings nur in einigen Gruppen von Pharmaka, häufig nur in begrenzten Reihen homologer Präparate, befriedigende Korrelationen.

Dies gilt vor allem für den zuerst von TRAUBE (1904) postulierten Zusammenhang zwischen der narkotischen Kraft einer Substanz und der Verminderung der Oberflächenspannung wäßriger Lösungen, der zwar für einige Alkohole zutrifft, jedoch bereits innerhalb der Gruppen der narkotisch wirksamen Kohlenwasserstoffverbindungen keine allgemeine Gültigkeit besitzt (FÜHNER 1921, JOACHIMOGLU 1921, BERGSTERMANN 1948). In neuerer Zeit konnte dagegen mit verschiedenen Narkosemitteln (substituierte Kohlenwasserstoffe, Xenon, N_2O) ein ausgeprägter Effekt auf die Oberflächenspannung von Lipoidfilmen demonstriert werden, der eine viel bessere Korrelation zur narkotischen Wirksamkeit (bei Variation um Faktor 1000) aufwies als entsprechende Effekte an Wassergrenzflächen (CLEMENTS et al. 1963).

Die von MEYER (1899) und OVERTON (1901) auf Grund von Verteilungsstudien an künstlichen Systemen aufgestellte Lipoidtheorie der Narkose vermag zwar den eigentlichen Wirkungsmechanismus dieser Substanzen auf molekularer Ebene nicht zu erklären, sie beschreibt jedoch eine Gesetzmäßigkeit der Narkosemittelverteilung im Gewebe, die unverändert gültig ist und bei jeder weitergehenden Analyse zu berücksichtigen ist. Sie zeichnet sich dadurch aus, daß der postulierte Zusammenhang zwischen der Lipoidlöslichkeit einer Substanz und ihrer narkotischen Kraft in zahlreichen, chemisch unterschiedlichen Gruppen von Narkosemitteln nachgewiesen werden konnte und evtl. sogar für die narkotisch wirksamen Edelgase (Xenon, Krypton, Argon) zutrifft, deren Einordnung in ein Narkoseschema immer mit Schwierigkeiten verbunden ist. Allerdings scheint es auch Ausnahmen von diesem Verteilungsmodus zu geben. In neuerer Zeit wurden außerdem Einwände gegen die Übertragbarkeit der meistens an Olivenöl – Wasser-Phasen gemessenen Verteilungskoeffizienten auf die in vivo-Verhältnisse, vor allem auf die Verteilung der Narkosemittel in den Lipoiden des Hirns erhoben (s. BUTLER 1950). Das von MEYER (1899) und OVERTON (1901) aufgezeigte Prinzip, eine Parallelität zwischen Lipoidlöslichkeit und narkotischer Kraft, dürfte jedoch zumindest in verschiedenen Reihen von Narkosemitteln Gültigkeit besitzen und ist für den Entstehungsmechanismus einer Narkose zumindest insofern von Interesse, als hierdurch möglicherweise die lokale Verteilung der Substanzen im Gewebe, und damit vor allem die Konzentration an den reaktiven Stellen der Zellen bestimmt wird.

Einen weitergehenden Zusammenhang zwischen biologischer Wirkung und bestimmten physikalisch-chemischen Daten stellte FERGUSON (1939) auf Grund thermodynamischer Überlegungen fest. Hierbei wurde die Tatsache berücksichtigt, daß nur ein Teil der im Organismus gelösten Substanzmenge spezifische Wirkungen entfalten kann, d. h. in freier aktiver Form vorliegt, die mit geeigneten Rezeptoren reagieren kann, während ein anderer Teil der Substanz für die Auslösung biologischer Effekte nicht in

Frage kommt, da diese Moleküle untereinander oder mit denen des Lösungsmittels unspezifisch reagieren. FERGUSON (1939) berechnete an Hand von Literaturangaben die thermodynamischen Aktivitätskoeffizienten für isonarkotische Konzentrationen zahlreicher dampfförmiger Narkosemittel und fand beim Vergleich dieser Werte eine weitaus geringere Variationsbreite als bei den erforderlichen Konzentrationen der Narkosemittel (die Aktivitätskoeffizienten variierten maximal um den Faktor 7, die Konzentrationen um den Faktor 2000). Dieser Zusammenhang zwischen thermodynamischer Aktivität und narkotischer Kraft wurde in neuerer Zeit von BRINK et al. (1948) bestätigt und für weitere Pharmaka ergänzt. Aber auch diese Theorie kann keinen weiteren Aufschluß über den Wirkungsmechanismus der Narkosemittel geben, sondern zeigt nur, daß die thermodynamische Aktivität ein besseres Maß für die Wirkkonzentration in der (unbekannten) Biophase darstellt als die Gesamtkonzentration der Narkosemittel.

MULLINS (1959a, b) hat diese grundlegenden Beziehungen zwischen narkotischer Kraft und thermodynamischer Aktivität bei seiner Interpretation verschiedener Literaturbefunde berücksichtigt, gleichzeitig aber noch auf die zusätzliche Bedeutung der Molekülgröße der Narkosemittel hingewiesen. Er kam dabei zu dem Schluß, daß die (chemisch inerten) Narkosemittel dadurch wirken, daß sie einen konstanten, kritischen Teil des Gesamtvolumens einer stark polaren, nicht-wäßrigen Phase der Zellen (wahrscheinlich der Membran) besetzen. Danach würde eine Narkose immer dann eintreten, wenn ein bestimmter Anteil des freien Lösungsraumes in der Zellmembran durch diese Mittel blockiert wäre, wodurch die Permeabilität der Membran für Ionen und damit die Zellfunktion beeinträchtigt würde. Einen indirekten Hinweis auf eine derartige Bedeutung der Molekülgröße für die Narkosekraft brachten auch die Berechnungen von WULF et al. (1957), aus denen hervorgeht, daß zwischen dem Ausmaß der van der Waalsschen Kräfte verschiedener Narkosemittel und deren Narkosekraft in einer bestimmten Reihe von Pharmaka eine positive Korrelation besteht.

Während die bisher erwähnten Theorien vorwiegend deskriptiv verschiedene physiko-chemische Eigenschaften der Narkosemittel in Beziehung zu ihrer narkotischen Kraft setzten, ohne gleichzeitig eine Aussage über den eigentlichen Wirkungsmechanismus zu erlauben, wurde von PAULING (1960, 1961) in neuerer Zeit versucht, die reversible Beeinträchtigung verschiedener Zellfunktionen durch gasförmige Anästhetika über bestimmte molekulare Eigenschaften dieser Substanzen zu erklären (s. auch POWELL 1952, FEATHERSTONE et al. 1963). Er postulierte bei Einwirkung narkotisch wirksamer Gase auf das Gewebe – in Analogie zu dem Verhalten in Modellsystemen – eine Ausbildung von Clathrathydraten (Einschlußkristallen), die zu einer Funktionsbeeinträchtigung der Zellen führen sollen. Die Wassermoleküle liegen auf Grund ihrer Dipoleigenschaften in einer gitterförmigen Anordnung vor und können bei Hydratbildung mit Narkosemittel je nach Art des eingeschlossenen Moleküls verschieden große „Käfige“ bilden. Die Stabilität dieser Strukturen wird von der Stärke der Wasserstoffbrückenbildung der Wassermoleküle miteinander und von den van der Waalsschen Kräften zwischen der Hydrathülle und dem Narkosemittelmolekül bestimmt, die ihrerseits von der Polarisierbarkeit dieser Moleküle abhängig sind (s. PAULING 1961, FEATHERSTONE et al. 1963, CATCHPOOL 1966). Experimentell läßt sich eine derartige Gashydratbildung zwar nur bei höheren Drucken und niedrigeren Temperaturen als in vivo nachweisen, PAULING nimmt jedoch an, daß durch zusätzliche stabilisierende Faktoren in der Zelle (evtl. Proteine, Lipoide) auch unter physiologischeren Bedingungen ein solcher Vorgang möglich sein könnte (evtl. bei Narkosen in tiefer Hypothermie). Nahezu übereinstimmend hiermit ist auch die Vorstellung von MILLER (1961), wonach sich die Narkosemittel in wäßriger Lösung auf Grund von intermolekularen Kräften mit einem Wassermantel umgeben und dadurch ebenfalls Hydrate bilden sollen. Die entstehenden Komplexe werden mit „Eisbergen“ verglichen, da das Wasser hierbei nicht in freier, sondern in strukturiert gebundener Form vorliegen soll.

Auf welche Weise diese Hydrate in den cellulären Funktionsablauf eingreifen und eine Narkose bewirken können, ist noch ungeklärt. Infolge der herabgesetzten Beweglichkeit des Wassers wäre eine Beeinträchtigung der transmembranen Austauschvorgänge während des Erregungsprozesses, oder auch Beeinflussung biochemischer Reaktionsabläufe oder der Proteinstruktur (z. B. MUEHLBAECHER 1962) vorstellbar.

In diesen neueren biophysikalischen Theorien über den Narkosemechanismus sind Überlegungen enthalten, die in enger Beziehung zu der bereits von HÖBER und LILLIE (s. HÖBER 1907, 1945, LILLIE 1916, 1923, DAVSON et al. 1952) entwickelten Permeabilitätstheorie der Narkose stehen. Hierbei handelt es sich allerdings nur um eine Beschreibung des möglichen cellulären Grundmechanismus für die Funktionsbeeinträchtigung des Nervengewebes, nicht aber um eine Theorie über den molekularen Reaktionsablauf. Die ursprüngliche Theorie beruht auf der Vorstellung, daß durch Narkosemittel die Membranpermeabilität der Nervenzellen derart beeinträchtigt wird, daß keine Erregungsvorgänge mehr ablaufen können und somit eine Stabilisierung der Zellen im Ruhezustand herbeigeführt wird. Sie wurde jedoch auf Grund von Befunden entwickelt, deren Übertragbarkeit auf die Verhältnisse während der Narkose unter in vivo-Bedingungen wiederholt angezweifelt wurde (s. z. B. BROOKS 1947, LIEBE 1948, DAVSON et al. 1952). In den meisten Untersuchungen wurde nämlich vorwiegend an künstlichen Systemen, Erythrocyten, Froschmuskulatur und ähnlichen, experimentell leicht zu handhabenden Objekten das Eindringvermögen von Glukose, Sulfationen, Farbstoffen u. a. Substanzen gemessen, deren Permeationsvermögen in keinem unmittelbaren Zusammenhang zum Verhalten der Zellmembran während der Narkose gebracht werden kann. Außerdem wurde bei der experimentellen Durchführung all dieser Versuche nicht die Tatsache berücksichtigt, daß sich die Permeabilitätsverhältnisse während des Erregungszustandes der Nervenzellen prinzipiell von der Ruhepermeabilität unterscheiden. Wegen dieser Einschränkungen können auch verschiedene negative Befunde nicht als verwertbare Argumente gegen die eigentliche Theorie angeführt werden. In Übereinstimmung mit der Permeabilitätstheorie stehen dagegen z. B. die Beobachtungen von ECCLES et al. (BROOKS et al. 1947, ECCLES 1946, 1957), wonach in der Pentobarbitalnarkose die synaptischen Potentiale im Rückenmark aufgehoben werden können. Dieser Effekt konnte durch eine Stabilisation der Zellmembranen gedeutet werden. Ähnliche Beobachtungen machte auch die Untersuchergruppe von BREMER (BREMER et al. 1942, 1948, BONNET et al. 1948) bei der Anwendung verschiedener Barbiturate (s. auch POSTERNAK et al. 1948). Diese Effekte sind qualitativ vergleichbar mit der an isoliertem peripherem Nervengewebe beobachteten Stabilisation der Zellmembran (und damit der funktionellen Ruhigstellung) durch Lokalanaesthetika und zahlreiche andere Substanzen (Lit. s. BUTLER 1950, SHANES 1958, FEINSTEIN 1964). Das in früheren Abschnitten (IV 5, 7, 8) geschilderte Verhalten des cellulären Elektrolytstoffwechsels im Hirngewebe bei Einwirkung von Narkosemitteln steht ebenfalls in guter Übereinstimmung mit der Permeabilitätstheorie.

2. Biochemische Theorie

Einen anderen Weg zur Erklärung des Narkosemechanismus beschritten vor allem QUASTEL et al. (QUASTEL et al. 1932, JOWETT et al. 1937, JOWETT 1938, QUASTEL 1939, 1952, 1955, 1962, MINIKAMI et al. 1963), die eine biochemische Interaktion der Narkosemittel mit bestimmten Enzymen der Nervenzelle als Grundreaktion der Narkose ansehen (s. auch GREIG 1946, BAIN 1952, BRODY 1955, HUNTER et al. 1956). Sie gingen von der Beobachtung aus, daß durch alle untersuchten Narkosemittel sowohl in vitro, als auch in vivo eine Hemmung des Sauerstoffverbrauches des Hirngewebes (aber auch verschiedener anderer Gewebe) bewirkt werden kann. Ihre eigentlichen Untersuchungen und Schlußfolgerungen beschränken sich jedoch weitgehend auf die Barbitursäurederivate. Sie konnten durch gleichzeitige Bestimmung des Substratumsatzes und des Sauerstoffverbrauches von Hirnschnitten nachweisen, daß unter dem Einfluß dieser Substanzen außer einer Atmungshemmung noch eine Verminderung des Glucose-, Laktat- und Pyruvatverbrauches, jedoch keine Beeinträchtigung der Succinatoxydation stattfindet. GREIG (1946) konnte durch genauere Analysen der Zellatmung eine Blockade des Elektronentransportes zwischen den

Flavoproteinen und dem Cytochromsystem (in nichtphosphorylierenden Präparaten), CHANCE et al. (1963) einen Block zwischen Pyridinnukleotid und Flavoproteinen und noch andere Interferenzen (in phosphorylierenden Präparaten) nachweisen.

Die danach entwickelte Vorstellung, daß die beobachteten Veränderungen des oxydativen Stoffwechsels sekundär eine Narkose auslösen sollen, blieb nicht unwidersprochen. Bereits BUTLER (1950) konnte vor längerer Zeit in einer zusammenfassenden Darstellung dieser Befunde darauf hinweisen, daß diese Theorie eine ähnlich beschränkte Anwendbarkeit aufweist wie die älteren biophysikalischen Theorien, denn die beobachteten Effekte traten in den meisten Fällen erst unter dem Einfluß sehr hoher Barbituratkonzentrationen auf, die in vivo niemals vorliegen können, außerdem wurde eine gleichartige Hemmung des Sauerstoffverbrauches auch bei Einwirkung anderer, nicht narkotisch wirksamer Substanzen und sogar bei Verwendung krampfauslösender Verbindungen beobachtet. Danach kann der postulierte Mechanismus, eine primäre Hemmung der cellulären Oxydationsvorgänge, nicht als eigentliche Ursache der Narkose betrachtet werden (s. auch BUNKER et al. 1965). Vielmehr wurde in späteren Untersuchungen geschlossen, daß die beobachteten Hemmeffekte der cellulären Oxydationsprozesse durch Barbiturate nur auf eine sekundäre, durch die funktionelle Ruhigstellung bedingte Stoffwechseldrosselung zurückzuführen ist (s. Abschnitt IV 6).

3. Schlußfolgerung

Nach den vorliegenden Befunden über das Verhalten des cellulären Elektrolythaushaltes von Hirngewebe bei Einwirkung von Narkosemitteln und über mögliche Reaktionen dieser Substanzen mit gewissen subcellulären Strukturen lassen sich folgende Aussagen über einige wesentliche Komponenten des Narkosemechanismus machen:

Die in diesem Zusammenhang bedeutsamste Wirkung der Narkosemittel auf cellulärer Basis dürfte in einer spezifischen Abnahme der Erregungspermeabilität der Zellmembran für K, Na und evtl. andere Ionen zu sehen sein (s. Abschnitt IV, 5). Diese Hemmung des passiven transmembranen Ionenaustausches scheint über einen Rückkopplungsmechanismus auch den aktiven Ionentransport in den Nervenzellen in gleichem Ausmaß herabzusetzen. Dadurch wird während der Narkose eine Energieersparnis bewirkt, die aus einer Reduzierung des oxydativen Stoffwechsels und einer Zunahme des Gehaltes an energiereichen Phosphatverbindungen in den Nervenzellen ersichtlich ist (s. Abschnitt IV, 3 und 6).

Das Zustandekommen der Permeabilitätsverminderung bzw. das Fehlen einer Permeabilitätssteigerung bei Stimulation der Zellen kann durch die Wirkung der Narkosemittel auf den cellulären Ca-Haushalt erklärt werden (s. Abschnitt IV, 7). Die Verminderung der Mobilisationsfähigkeit einer bestimmten (wohl membrangebundenen) Ca-Fraktion, die unter Kontrollbedingungen durch Änderungen ihres Bindungszustandes den Wechsel von Ruhe- und Erregungspermeabilität steuert, dürfte als funktionell entscheidender Vorgang der Narkosemittelwirkung auf die Zellmembran betrachtet werden, da sich hierdurch die verminderte Permeabilität der Zellmembran für K-, Na-Ionen und damit die funktionelle Ruhigstellung der Zellen erklären läßt (s. Abschnitt IV, 8).

Ungeklärt bleibt jedoch weiterhin der primäre Angriffspunkt der Narkosemittel bzw. ihr molekularer Wirkungsmechanismus, über den diese Veränderungen des Ca-Haushaltes herbeigeführt werden. Mit großer Wahrscheinlichkeit liegt der Wirkungsort der Narkosemittel in der Lipoidphase und weniger in der Wasserphase und den Proteinanteilen der Zellmembran (s. Abschnitt V, 1, sowie Tobias 1960, Clements et al. 1963, Miller et al. 1965). Die Narkosemittel scheinen sich nach den von Meyer (1899) und Overton (1901) zuerst dargestellten und inzwischen von Ferguson (1939) und Mullins (1959a, b) genauer formulierten Gesetzmäßigkeiten in den Membranlipoiden zu lösen und dabei die Anordnung der Fettsäuremoleküle, evtl. durch Auseinanderdrängen der nichtpolaren Ketten, zu stören (Muehlbaecher et al. 1963). Diese Änderung der Feinstruktur ist durch eine der narkotischen Wirksamkeit parallel gehenden Zunahme des Oberflächendrucks von monomolekularen Lipoidfilmen charakterisiert (Skou 1958, 1961, Clements et al. 1963). Unter diesen Bedingungen kann die für das Zustandekommen einer Erregung erforderliche Strukturänderung der Zellmembran offensichtlich nicht mehr erfolgen, da entweder die Porengröße auf den Ruhewert stabilisiert wird oder die Konfigurationsänderungen der Membranphospholipoide im elektrischen Feld, die für den Wechsel ihrer Bindungsaffinitäten für verschiedene Ionen wesentlich ist (s. Abschnitt IV, 8), verhindert wird. Ob den postulierten Änderungen der Wasser- und Proteinstruktur (s. Abschnitt V, 1) noch eine zusätzliche (oder eine größere) Bedeutung für die Entstehung einer Narkose zukommt, kann allerdings noch nicht entschieden werden.

VI. Methodischer Anhang

1. Herstellung der Hirnschnitte

Für die geschilderten eigenen Versuche wurden Hirnrindenschnitte von Meerschweinchen verwendet. Die Tiere wurden durch Genickschlag getötet, das Schädeldach mittels einer Schere entfernt und das Gehirn in sauerstoffgesättigte Krebs-Ringer-Phosphatlösung von Zimmertemperatur gebracht. Anschließend wurden von beiden Großhirnhemisphären mit einer Rasierklinge 0,3–0,4 mm dicke Rindenschnitte hergestellt. Als mechanische Führung beim Schneiden diente ein angefeuchteter Objektträger, der leicht auf die Hirnoberfläche angepreßt wurde. Die Dicke der Schnitte wurde nach ihrem Durchsichtigkeitsgrad über einer dunklen Unterlage beurteilt. Sofort nach der Herstellung wurden die Schnitte in transportable Elektrodenhalterungen verbracht (maximal 100 mg Feuchtgewicht pro Elektrode) und damit in das eigentliche Inkubationsmedium von 37 °C überführt. Vom Töten der Tiere bis zum Versuchsbeginn vergingen 5–7 min.

2. Elektroden

(s. Abb. 1). Die Reizelektroden bestanden aus 22×28 mm großen Platin-Iridium-Netzen (Fa. Degussa) mit einer Maschenweite von 0,6 mm und einer Drahtstärke von 0,1 mm, die in einem Kunststoffrahmen (Gießharz, Bulit-Chemie) eingebettet waren. Beim Zusammenfügen zweier Elektrodenhälften (mit einem Metalldübel als Halterung) entstand zwischen den gegenüberliegenden Drahtnetzen ein Zwischenraum von 0,5 mm, in den die Hirnschnitte eingelegt wurden. Über seitlich angelötete, isolierte Silberdrähte konnte die Verbindung zum Reizgerät hergestellt werden.

3. Reizgerät

Die elektrische Stimulation der Hirnschnitte erfolgte mit alternierend positiven und negativen Kondensatorentladungen. Hierzu wurden Reizgeräte verwendet, die in Anlehnung an die Angaben von AYRES et al. (1953) konstruiert waren. Die Impulsqualitäten (Frequenz 100/sec, Spitzenpotential 5–15 Volt, Impulsdauer 0,4 msec) wurden fortlaufend auf einem Oszillographen kontrolliert und Abweichungen während des Versuches (z. B. bei Änderung der Zahl der angeschlossenen Elektroden) sofort nachreguliert.

4. Messung des Sauerstoffverbrauches

Der Sauerstoffverbrauch wurde manometrisch mit der Warburgmethode gemessen. Es wurden speziell konstruierte Meßgefäße verwendet, in denen eine elektrische Reizung möglich war (Abb. 1). Sie bestanden aus einem zylindrischen Unterteil (3,5 cm Durchmesser, 3 cm Höhe), das zwei um 90° versetzte Seitenbirnen (für die CO_2-Adsorption und die jeweilige Testsubstanz) aufwies, und einem flachen Deckel mit eingekitteten Silberkontakten. Die Verbindung zwischen der eingesetzten Elektrodenhalterung und den Kontakten im Deckel wurde durch Silberdrahtspiralen hergestellt.

Als Inkubationsmedium wurde Krebs-Ringer-Phosphatlösung (Zusammensetzung s. Tab. 1) (3,5 ml/Meßgefäß), als Adsorptionsmittel KOH

(3,5 m, 0,1 ml), als Gasphase Sauerstoff verwendet. Nach einer Äquilibrierung der Hirnschnitte für 30 min wurden die Manometerablesungen in 5–10 min-Abständen vorgenommen. Nach einem Ruhe-Vorlauf von 30 bis 60 min wurden in einem Teil der Versuche die Hirnschnitte gereizt, nach weiteren 30–60 min wurde die Testlösung aus der Seitenbirne zugekippt. Aus den Manometerablesungen, den Gefäßkonstanten und dem Trockengewicht der Hirnschnitte wurde für jeden einzelnen Meßabschnitt der Q_{O_2}-Wert in μl/mg TG/h errechnet (s. UMBREIT et al. 1957).

5. Messung des „Extracellulärraumes“

Die Hirnschnitte wurden – teils ruhend, teils gereizt – zunächst 30 min in normaler Tyrodelösung (Zusammensetzung s. Tab. 1) inkubiert, anschließend für verschieden lange Zeit in Tyrodelösungen verbracht, die entweder 150 mg% alkalistabiles Inulin (Boehringer, Mannheim) enthielten oder deren Na teilweise (bis zu 50%) durch Na-Methylsulfat (hergestellt nach der Vorschrift von MUTSCHLER et al. [s. LÜLLMANN 1961]) ersetzt worden war. Die Schnitte wurden nach der Entnahme mit Blaubandfilterstreifen in einem standardisierten Vorgehen abgetupft, um die anhaftende Badlösung zu entfernen, anschließend gewogen und je nach der erforderlichen chemischen Bestimmung unterschiedlich weiter aufgearbeitet.

a) Inulinraum: Die Schnitte wurden zur Enteiweißung mit Somogylösung (16fache des FG) und 0,75 m NaOH (2fache des FG) in einem Mörser verrieben. Im klaren Überstand wurde die Inulinkonzentration nach der Methode von HANDELSMAN et al. (1954) mit Anthronreagenz (0,4%ig in konz. Schwefelsäure) bestimmt. Reduzierende gewebeeigene Substanzen wurden zuvor durch Aufkochen des Extraktes mit NaOH beseitigt. Inulineichlösungen (1–8 mg%) und Leerwerte wurden gleichartig behandelt. Die Farbintensitäten wurden bei 620 mμ im Elko III (Zeiß) gemessen. Die Inulinkonzentration im Gewebe wurde in Prozent der Inulinkonzentration der jeweiligen Äquilibrierungslösung angegeben.

b) Chloridraum: Die Chloridkonzentration im Hirngewebe wurde an frisch entnommenen Proben (ohne Kontakt mit der Badlösung) und in verschieden lang in normaler Tyrodelösung (mit einer Cl-Konzentration von 149 mÄq/l) inkubierten Schnitten merkurimetrisch bestimmt (in Anlehnung an die Methoden von LANG [1937] und KUSCHINSKY et al. [1947]). Hierzu wurden die Proben in derselben Weise aufgeschlossen und enteiweißt wie bei der Inulinbestimmung (s. o.). In 1 ml eiweißfreiem Überstand wurde Chlorid mit einer 0,004 n $Hg(NO_3)_2$-Lösung unter Verwendung des Indikators Diphenylcarbazon (0,1%ig in Äthanol) titriert. Als Bezugspunkt für die Berechnung des Cl-Raumes des Gewebes diente die gleichzeitig bestimmte Cl-Konzentration der Badlösung.

c) Methylsulfatraum: Zur Bestimmung der Methylsulfatkonzentration im Gewebe wurden die Hirnschnitte 2 Std bei 120 °C getrocknet, dann mit 0,5 ml Säuregemisch (gleiche Teile konz. HNO_3 und $HClO_4$) bei maximal 230 °C im elektrisch geheizten Aluminiumblock naß verascht. Dieses Vorgehen bewirkte – außer dem Gewebeaufschluß – eine quantitative Umwandlung von Methylsulfat in Sulfat. Bei Temperaturen über 250 °C traten Sulfatverluste auf. Die Veraschungsrückstände wurden in 0,5 ml 0,1 n HCl gelöst und mit Citronensäure – HCl-Puffer auf pH = 2,8 eingestellt. Der Sulfatnachweis erfolgte 30 min nach Zusatz eines Barium – Gelatine-Reagens (1 g $BaCl_2 \times 2\, H_2O$ in 100 ml 0,5%iger Gelatinelösung) nach der Methode von BERGLUND et al. (1960) in einem Coleman-Nephelometer. Reagentien- und Gewebeleerwerte, sowie die Eichlösungen (0,1–0,7 mg SO_4/Ansatz) wurden in gleicher Weise behandelt. Die Gewebekonzentrationen wurden nach Abzug des Gewebeleerwertes (im Mittel 2,82 ± 0,09 mg%, n = 56) in Prozent der Konzentration der jeweiligen Inkubationslösung angegeben.

6. Messung der Ionenkonzentrationen

a) Aufbereitung des Gewebes: Die Hirnschnitte wurden mit Filterpapierstreifen sorgfältig trocken getupft, gewogen (= FG), 4 Std bei 110 °C getrocknet, und erneut gewogen (= TG). Aus der Gewichtsdifferenz ergab sich der Wassergehalt. Anschließend wurden die Proben naß verascht (wie unter Methylsulfatbestimmung angegeben). Die Rückstände wurden mit 0,5 ml 0,1 n HCl bei 80 °C gelöst und dann mit 2 ml Aqua bidest. versetzt.

b) K-, Na-, Ca-Bestimmung: Aliquote Teile dieser Lösungen wurden zur komplexometrischen Ca-Bestimmung (KLAUS 1962) und zur flammenphotometrischen Bestimmung von K und Na (Beckman Spektralphotometer DU mit Flammenzusatz und automatischer Wellenlängenverschiebung [Spectral Energy Recording Adapter]) verwendet. Aus den Meßwerten wurde unter Berücksichtigung des Extracellulärraumes und den extracellulären Konzentrationen die intracellulären Konzentrationen errechnet: der Wassergehalt in ml/l Intracellulärraum, die K-, Na-Konzentrationen in mÄq/l Zellwasser. Die Ca-Konzentration wurde nur in mÄq/kg FG angegeben, da Ca nicht vollständig in gelöster Form vorlag (s. o.).

7. Messung des K-Umsatzes

a) ^{42}K-Aufnahme: Ruhende und elektrisch gereizte Hirnschnitte wurden nach 30 min langer Äquilibrierung in inaktiver Tyrodelösung in ^{42}K-haltige Lösung überführt. Jedes Präparat wurde im Abstand von 5 min der aktiven Lösung entnommen, 10 sec in inaktiver Lösung abgespült und in eine Meßkammer, die 5 ml inaktive carbogengesättigte Tyrodelösung von 37 °C enthielt, eingesetzt. Die im Präparat enthaltene Aktivität wurde mit einem Geiger-Müller-Endfensterzählrohr, das dicht unter dem mit einem Glimmerfenster versehenen Boden der Meßkammer montiert war, 1 min lang gemessen (Zählgerät FH 49 der Fa. Frieseke & Höpfner). Dann kamen die Schnitte zur weiteren Aufladung in die aktive Lösung zurück. Die während der Meßperiode an die inaktive Lösung abgegebene Aktivität wurde anschließend gemessen und von der Gesamtaktivität abgezogen, da sie auf Grund von Analysen der ^{42}K-Abgabekurven fast ausschließlich auf extracelluläres ^{42}K zurückgeführt werden konnte. Auf diese Weise wurde an jedem Präparat fortlaufend die Zunahme der cellulären Aktivität bis zu einer Ladezeit von insgesamt 60 min gemessen. Am Versuchsende wurden die Schnitte gewogen und naß verascht. Ihr K-Gehalt wurde flammenphotometrisch bestimmt, die insgesamt vorhandene ^{42}K-Aktivität mit einem Bohrlochkristall eines Szintillationszählers (Fa. EKCO, Modell N 610 A) gemessen. Entsprechend wurden Proben der jeweiligen Aufladetyrodelösung untersucht.

Aus den Aktivitäts- und K-Konzentrationswerten wurde die intracelluläre spezifische Aktivität ($=SA_i$ in Imp/min/μÄq K) der veraschten Proben berechnet und in Prozent der spezifischen Aktivität der Aufladetyrodelösung ($=SA_T$) angegeben. Auf diese Weise wurde der Endwert der intracellulären Markierung jedes einzelnen Präparates nach der 60 min langen Aufladeperiode ermittelt. Sämtliche Einzelwerte der jeweiligen Aufladekurve wurden danach ebenfalls als Prozentwerte der intracellulären Markierung umgerechnet. Die Halbwertszeit der radioaktiven Markierung wurde durch eine Analyse der Aufladekurven im halblogarithmischen System graphisch ermittelt und daraus der Geschwindigkeitskoeffizient errechnet. Da in den verwendeten Präparaten keine verläßliche Schätzung der am K-Austausch beteiligten Zelloberfläche möglich war, wurde der K-Influx auf die Gewichtseinheit bezogen und in nmol g^{-1} sec^{-1} errechnet. Diese Werte für den K-Influx sind proportional zur eigentlich durch die Membranfläche hindurchgetretenen K-Menge. Die Berechnung des K-Influx erfolgte nach der zuerst von Keynes (1954) angegebenen und von Klaus et al. (1960) modizierten Formel unter gleichzeitiger Berücksichtigung des während der Aufladeperiode bereits wieder erfolgenden K-Efflux.

b) ^{42}K-Abgabe: Hirnschnitte wurden unter den verschiedenen Bedingungen (Ruhe, Reizung, Kontrollösung, Narkosemittel) 60 min lang in ^{42}K-haltiger Tyrodelösung aufgeladen, dann 1 min zur Entfernung der oberflächlich anhaftenden Aktivität inaktiv abgespült. Anschließend wurden sie in eine Meßkammer die kontinuierlich mit inaktiver Tyrodelösung durchströmt wurde, eingesetzt und die Aktivitätsabgabe fortlaufend (bis zu 30 min) verfolgt unter denselben Bedingungen.

Die Messungen erfolgten im Prinzip nach früher zu Messungen des K-Efflux an Herzmuskelpräparaten angegebenen Methoden (KLAUS et al. 1962). Einzelheiten dieser Versuchsanordnung sind aus der schematischen Darstellung ersichtlich (Abb. 26).

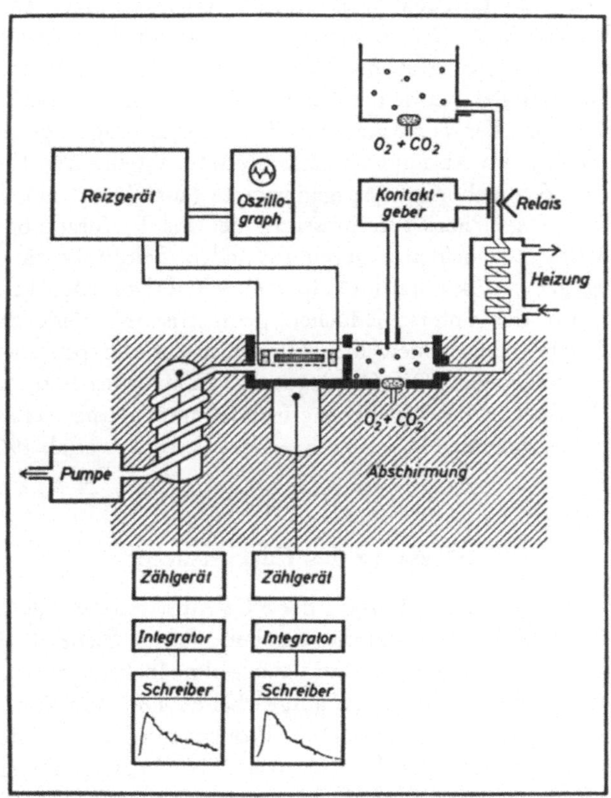

Abb. 26. Versuchsanordnung zur Messung der ^{42}K-Aufnahme und -Abgabe. Einzelheiten s. Text.

Die „aufgeladenen" Präparate befanden sich in einer 5 ml fassenden Meßkammer, die kontinuierlich mit inaktiver, vorgewärmter und carbogengesättigter Tyrodelösung durchströmt wurde (23 ml/min). Eine konstante Spülung wurde erreicht, indem mit einer Schlauchpumpe (Sigmamotor) die Lösung aus dem Organbad abgesaugt wurde, während der Nachlauf durch eine Pegelregelungsanlage gesteuert wurde. Die Messung der Aktivität im Präparat erfolgte mit einem Geiger-Müller-Endfensterzählrohr, das dicht unter dem aus einem Glimmerplättchen bestehenden Boden des Organbades montiert war. In einem Teil der Versuche wurde gleichzeitig noch die ans Perfusat abgegebene Aktivitätsmenge direkt mit einem dahintergeschalteten Spiralzählrohr gemessen. Die mittlere Impulsrate beider Messungen wurde nach Integration der Zählimpulse auf zwei Direktschreibern fortlaufend registriert.

Die für die Aktivitätsabnahme im Präparat erhaltenen Kurven wurden – nach Nulleffekt- bzw. Totzeitkorrektur – in ein halblogarithmisches Koordinatensystem übertragen. Durch graphische Auswertung der resultierenden Geraden wurde die Abgabehalbwertszeit bestimmt. Um eine Zusammenfassung aller Versuche unter denselben Bedingungen zu ermöglichen, wurden die im Abstand von einer Minute abgelesenen Einzelwerte in Prozent der dazugehörigen Ausgangswerte (zum Zeitpunkt Null) dargestellt. Bei der gleichzeitigen Messung der ins Perfusat abgegebenen Aktivität wurde aus beiden Kurven für jeden Zeitpunkt ein Quotient gebildet (abgegebene Aktivität/im Präparat noch vorhandene Aktivität), der nach Korrektur der unterschiedlichen geometrischen Verhältnisse und Empfindlichkeiten der beiden Meßsysteme direkt die prozentuale ^{42}K-Abgabe pro min angab. Die Größe des K-Efflux wurde in Anlehnung an die von Keynes (1954) angegebene Formel unter Berücksichtigung des gleichzeitig stattfindenden K-Influx errechnet (s. Klaus et al. 1961, 1962).

8. Messung des Ca-Umsatzes

a) ^{45}Ca-Aufnahme: Zur Messung der ^{45}Ca-Aufnahme wurden die Hirnschnitte nach der üblichen Äquilibrierungsperiode verschieden lange Zeit in ^{45}Ca-haltiger Tyrodelösung inkubiert, dann – ohne inaktive Spülung – nach dem oben geschilderten Verfahren aufgearbeitet. Die Aktivität wurde in einem aliquoten Teil der veraschten Proben mit einem Flüssigkeitsszintillationsspektrometer (Fa. EKCO, Modell N 664 A) gemessen. Hierzu wurden die Veraschungsrückstände mit 0,5 ml 0,1 n HCl bei 80 °C gelöst, mit 2 ml absoluten Alkohol versetzt, und 1 ml dieser Mischung zur Meßlösung (1 ml abs. Äthanol, 4 ml Dioxan, 4 ml Toluol-Diphenyloxazol [0,3%ig]) hinzugegeben. Die einzelnen Meßserien enthielten außer den eigentlichen Versuchsansätzen noch gleichartig behandelte Standardproben (hergestellt aus der jeweiligen Aufladetyrodelösung) und Proben zur Korrektur des Fluoreszenzlöscheffektes durch Störsubstanzen aus dem Gewebe. Diese Ansätze bestanden aus veraschten inaktiven Hirnschnitten, denen bei der Aufarbeitung gleiche Aktivitätsmengen zugesetzt worden waren wie in den reinen Standardansätzen enthalten waren. Zur Erzielung eines einheitlichen statistischen Meßfehlers wurden in jeder Probe 1000 Impulse gemessen.

Die gemessenen Werte wurden nach den üblichen Korrekturen (Nulleffekt, Fluoreszenzlöscheffekt) auf das FG der eingesetzten Gewebeproben und eine einheitliche Aktivität der Tyrodelösung von 10^6 Imp/100 sec/ml bezogen, um einen Vergleich der verschiedenen Meßserien zu ermöglichen. Aus diesen korrigierten Werten für die Gewebeaktivität (Imp/100 sec/g FG) und der Ca-Konzentration der Gewebeproben wurde die spezifische Aktivität des Gewebes (SA_G in Imp/100 sec/μÄq) errechnet und in Prozent der spezifischen Aktivität der jeweiligen Tyrodelösung (SA_T) angegeben. Der Wert SA_G/SA_T ist dann ein direktes Maß für den Grad der radioaktiven Markierung des Gewebe-Ca.

b) ^{45}Ca-Abgabe: Hirnschnitte, die 60 min lang in ^{45}Ca-haltiger Tyrodelösung aufgeladen worden waren, wurden verschieden lange Zeit (5 bis 60 min) in inaktiver Tyrodelösung unter denselben Bedingungen wie bei der Aufladung gespült, dann aufgearbeitet wie für die Messung der ^{45}Ca-Aufnahme angegeben. Die korrigierten Aktivitätswerte (SA_G) wurden in Prozent der jeweiligen Ausgangswerte einer jeden Serie (60 min aufgeladene, nicht inaktiv gespülte Präparate) angegeben. Die Kurvenanalyse wurde wiederum im halblogarithmischen Koordinatensystem vorgenommen (wie für die ^{42}K-Abgabekurve).

c) Berechnungen der verschieden schnell austauschenden Ca-Fraktionen: Die Messungen der ^{45}Ca-Abgabe ergaben zumindest 2 verschieden schnell austauschende Ca-Fraktionen, die Messung der spezifischen Aktivität des Gewebes am Aufladeendpunkt ließ zusätzlich eine nicht markierbare Ca-Fraktion vermuten. Diese verschiedenen Anteile des Gewebe-Ca ließen sich wie folgt errechnen.

Als bekannte Meßwerte lagen in jedem Versuch vor:

a) die extracelluläre Ca-Konzentration (μÄq/ml) $= [Ca]_e$

b) die extracelluläre Aktivitätskonzentration (Imp/min/ml) $= Akt_T$

c) die Ca-Konzentration der Gewebeproben (μÄq/g FG) $= [Ca]_G$

d) die Aktivitätskonzentration im Gewebe am Aufladeende (Imp/min/g FG) $= Akt_G$

e) das Verhältnis des schneller austauschenden (evtl. extracellulären) zum langsamer austauschenden (evtl. intracellulären) Aktivitätsanteil (A_e^* bzw. A_i^*) $= Q$

Hierfür gilt $Q = A_e^* : A_i^*$, wobei $A_e^* + A_i^* = 1$ (1)

Unter der Annahme, daß die schnell austauschende Ca-Fraktion 100%ig radioaktiv markiert und in einem bestimmten (hypothetischen) Verteilungsraum VR mit der extracellulären Ca-Konzentration $[Ca]_e$ vorliegen soll, ergibt sich weiter

$$Q = VR \times [Ca]_e \times SA_e : ([Ca]_G - [Ca]_e\, VR) \times SA_i \quad (2)$$

Darin bedeuten

$$SA_e = \frac{Akt_T}{[Ca_e]} \text{ und } SA_i = \frac{Akt_G - Akt_T \times VR}{[Ca]_G - [Ca]_e \times VR}$$

die extra- bzw. intracellulären spezifischen Aktivitäten.

Aus dem Quotient dieser Werte läßt sich das Ausmaß der radioaktiven Markierung des intracellulären Ca errechnen

$$M = \frac{SA_i}{SA_e} = \frac{(Akt_G - Akt_T \times VR) \times [Ca]_e}{Akt_T ([Ca]_G - [Ca]_e \times VR)} \qquad (3)$$

Setzt man diesen Ausdruck für SA_i/SA_e in Gl. (2) ein, so resultiert

$$Q = \frac{Akt_T \times VR}{Akt_G - Akt_T \times VR} \qquad (4)$$

Daraus ergibt sich

$$VR = \frac{Q}{Q+1} \times \frac{Akt_G}{Akt_T} \qquad (5)$$

und da $Q = A_e^* : A_i^*$

$$VR = A_e^* \times \frac{Akt_G}{Akt_T} \qquad (6)$$

d. h. die Größe des hypothetischen Verteilungsraumes errechnet sich aus dem Produkt des extracellulären Aktivitätsanteiles mit dem Verhältnis der Gesamtaktivität des Gewebes zur Aktivität der Aufladetyrodelösung.

Nach Ermittlung dieses Wertes läßt sich die Größe der schnell austauschenden ($= [Ca]_e \times VR$) und der langsamer und nicht-austauschenden Ca-Fraktion ($= [Ca]_G - [Ca]_e \times VR$), sowie nach Gl. (3) der Markierungsgrad des intracellulären Ca berechnen.

9. Statistische Bearbeitung der Versuchsergebnisse

Aus den zusammengehörigen Meßwerten einer jeden Versuchsgruppe wurden im allgemeinen Mittelwerte und die mittleren Fehler der Mittelwerte ($\bar{x} \pm s_{\bar{x}}$) errechnet. Mittelwertsvergleiche (Prüfung auf signifikante Unterschiede zwischen verschiedenen Gruppen) wurden nach dem Student-Test durchgeführt, hierbei wurden die P-Werte ermittelt. P-Werte unter 0,05 wurden als statistisch signifikant bezeichnet (in den Tabellen angegeben als „s"), P-Werte über 0,05 als nicht signifikant angesehen (in den Tabellen angegeben als „ns"). In den Tabellen bedeuten die Spalten:

P_1 = Signifikanz für den Vergleich der ruhenden mit den gereizten Präparaten derselben Versuchsgruppe

P_2 = Signifikanz für den Vergleich aller Meßwerte mit dem Kontrollwert der ruhenden Präparate

P_3 = Signifikanz für den Vergleich aller Meßwerte mit dem Kontrollwert der gereizten Präparate

Für lineare Kurvenabschnitte wurden gegebenenfalls Regressionslinien mit der dazugehörigen Streuungsangabe errechnet ($y = a + bx;\ s_a$). Diese Daten dienten zur genauen Errechnung der Halbwertszeiten des K- und Ca-Umsatzes.

In den Abbildungen sind immer die Mittelwerte mit ihren mittleren Fehlern angegeben.

VII. Summary

One of the most important factors determining the functional state of the central nervous system is the electrolyte metabolism of the nervous tissue, since the cellular excitability is mainly based upon the distribution differences of certain ions between the extra- and intracellular phase, the permeability of the cell membrane to these ions and their transmembrane movements.

The dominant role of K, Na, Ca and Mg ions in the regulation of the cerebral activity is well known from many in vivo observations. Characteristic changes in the functional state of the c.n.s. can be easily induced by certain alterations of the ionic environment. On the contrary, very little information about the behavior of cerebral electrolyte metabolism during physiological changes of, or pharmacological influences on the cerebral activity is available. This lack of information is mainly due to difficulties in the exact measurement of the different components involved, and in the interpretation of the complex processes under in vivo conditions.

Some of these problems, however, can be studied much easier and more reliably in vitro on suitable cerebral tissue preparations. This kind of experiments on brain cortex slices in different states of activity (resting; electrically stimulated), as well as the limitations of this method are described in detail. The relevance of the observed changes in some components of the cellular electrolyte metabolism and in the respiration to corresponding phenomena in the intact brain is discussed. In the stimulated preparations an increase in the rate of oxygen consumption and electrolyte turnover (K, Na, Ca) over the basal values of unstimulated preparations can be demonstrated, as well as an increase in the exchangeable cellular Ca fraction. These effects, which are comparable to similar signs of functional activity in other excitable tissues, are inhibited by rather low concentrations of various narcotic agents (according to their biological potency), whereas these functions remain unchanged in unstimulated preparations. These in vitro observations on isolated cerebral tissue can most suitably be interpreted by suggesting a dominant role of the cellular Ca in the regulation of the functional activity of the c.n.s.: A distinct bound Ca fraction "stabilizes" the cell membrane in the resting state, but becomes mobilized during electrical stimulation, thereby increasing the membrane permeability to Na and K ions and initiating the excitation process. The following restoration processes of the cellular ion distribution (Na efflux, K influx) seem to be the determinant factors controlling the rate of oxidative metabolism in this tissue. The inhibitory actions of anaesthetics on these "functional" processes can be explained by an inhibition of the mobility of this distinct cellular Ca fraction resulting in a reduction of membrane permeability, ion flux and respiration. Some newer concepts about the role of these electrolytes in excitable tissues and about the possible mode of action of narcotic agents are involved in the interpretation of these data.

VIII. Literatur

ABOOD, L. G., J. KOYAMA, and H. KIMIZUKA: A possible mechanism of action of calcium and some psychotomimetic agents on membranes. Nature **197**, 367 (1963).

ABURAYA, T., and I. TANAKY: Metabolism of serum potassium in the course of convulsion. I. Changes in the serum potassium and sodium levels following induced convulsion. Takushima J. Exper. Med. **7**, 113 (1960).

ADELMAN, W. J., and J. C. DALTON: Interactions of calcium with sodium and potassium in membrane potentials of the lobster giant axon. J. Gen. Physiol. **43**, 609 (1960).

—, and J. W. MOORE: Action of external bivalent ion reduction on sodium movement in the squid giant axon. J. Gen. Physiol. **45**, 93 (1961).

ADRIAN, H.: The effect of internal and external potassium concentration on the membrane potential of frog muscle. J. Physiol. (Lond.) **133**, 631 (1956).

— Internal chloride concentration and chloride efflux of frog muscle. J. Physiol. (Lond.) **156**, 623 (1961).

ALDRIGE, W. N.: Adenosine triphosphate in the microsomal fraction from rat brain. Biochem. J. **83**, 527 (1962).

ALLEN, J. N.: Extracellular space in the nervous system. Arch. Neurol. Psychiatr. (Chicago) **73**, 241 (1955).

ALTON, B. H., and G. C. LINCOLN: The control of eclampsia convulsions by intraspinal injections of magnesiumsulfate. Amer. J. Obstetr. Gynec. **9**, 167 (1925).

AMES III A.: Studies on water and electrolytes in nervous tissues. II. Effect of glutamate and glutamine. J. Neurophysiol. **19**, 213 (1956).

— and F. B. NESBETT: Intracellular and extracellular compartments of mammalian central nervous tissue. J. Physiol. **184**, 215 (1966).

—, M. SAKANONE, and E. ENDO: Na, K, Ca. Mg. and Cl concentrations in choroid plexus fluid and cisternal fluid compared with pharma ultrafiltrate. J. Neurophysiol. **27**, 672 (1964).

ANDREWS, E., W. F. PETERSEN, and R. J. KLEIN: Calcium changes in the brain in ether anaesthesia. Ann. Surg. **92**, 993 (1930).

APRISON, M. H., A. LUKENBILL, and W. A. SEGAR: Sodium, potassium, and water content of six discrete parts of the mammalian brain. J. Neurochem. **5**, 150 (1960).

ARNETT, V., and W. S. WILDE: Potassium and water changes in excised nerve on stimulation. J. Neurophysiol. **4**, 572 (1941).

ASHFORD, C. A., and K. C. DIXON: The effect of potassium on the glycolysis of brain tissue with reference to the Pasteur effect. Biochem. J. **29**, 157 (1935).

AYRES, P. J. M., and H. MCILWAIN: Techniques in tissues metabolism. 2. Application of electrical impulses to separated tissues in aqueous media. Biochem. J. **55**, 607 (1953).

BACHELARD, H. S., W. J. CAMPBELL, and H. MCILWAIN: The sodium and other ions of mammalian cerebral tissues, maintained and electrically stimulated in vitro. Biochem. J. **84**, 225 (1962).

BACHROMEJEW, J. R. und L. PAWLOWA: Über das physikalisch-chemische Blutbild bei der Narkose. Arch. exper. Path. Pharmak. **178**, 390 (1935).

BAIN, J. A.: Enzymic aspects of barbiturate action. Fed. Proc. **11**, 653 (1952).

BAKAY, L.: The blood brain barrier, with special regard to the use of radioactive isotopes. Thomas Springfield 1956.

BARDIER, E.: Les sels de magnésium et le système nerveux moteur périphérique. J. Physiol. Path. gén. **9**, 611 (1907).

BARKER, P. F., A. L. HODGKIN, and T. J. SHAW: Replacement of the axoplasma of giant nerve fibres with arteficial solutions. J. Physiol. (Lond.) **164**, 330 (1962).

BASSI, M., and A. BERNELLI-ZAZZERA: Effects of potassium ions on brain respiration and aminoacid incorporation into brain proteins in vitro. Experientia (Basel) **16**, 430 (1960).

BEKAERT, J.: Influence de la teneur en potassium, calcium et magnésium du liquide céphalo-rachidien sur les mouvements de l'éstoniae. Arch. internat. physiol. **58**, 69 (1950).

BERGEN et al. 1929 (zit. nach WEIS 1964).

BERGLUND, F. and B. SÖRBO: Turbidimetric analysis of inorganic sulfate in serum, plasma, and urine. Scand. J. clin. Laborat. Invest. **12**, 147 (1960).

BERGSTERMANN, H.: Untersuchungen über die Grenzflächenaktivität von Phenolderivaten und einigen cyklischen Stickstoffbasen an der Grenzfläche zwischen Wasser und lipoiden Lösungsmitteln. Biochem. Zschr. **319**, 54 (1948).

BERING, E. A. jr.: Studies on the role of the choroid plexus in tracer exchanges between blood and cerebrospinal fluid. J. Neurosurg. **12**, 385 (1955).

BERNSTEIN, J.: Untersuchungen zur Thermodynamic der biologischen Ströme. Pflügers Arch. Physiol. **92**, 521 (1902).

BERTRAND, J., TH. GAYET-HALLION et D. QUINVY: Influence des sels de magnésium sur l'électro-encéphalogram du lapin. Compt. rend. Soc. biol., Paris **141**, 145 (1947).

BEYER, W.: Die Gehirnerschütterung im Lichte der neueren Forschung. Münch. med. Wschr. **87**, 1172 (1940).

BICH, A.: Studii sperimentale sulle anestesie. Arch. Ital. Chir. **25**, 691 (1930).

BINET, P.: Récherche comparative sur l'action physiologique des métaux alcalins et alcalinoterreux. Rev. méd. Suisse rom., Lausanne **12**, 529 (1892).

BISSOLD, D.: Die Wirkung von Magnesium auf die Nerventätigkeit. Psychiatrie, (Leipzig) **17**, 104 (1963).

BLACKBURN, C. R. B.: Effects of hypocalcemia on the central nervous system. Rocky Mountain Med. J. **54**, 441 (1957).

BLAKE, J. A.: The use of magnesium sulphate in the production of anaesthesia and in the treatment of tetanus. Surg. Gyn. Obstetr., Chicago **2**, 541 (1906).

BONNET, V.: L'activité rythmique de la cellule nerveuse et ses modifications. Thèse, Faculté des Sciences, S.A. Imprimerie A. Rey. Lyon 1941.

—, et F. BREMER: Analyse oscillographique des dépressions fonctionelles de la substance grise spinale. Arch. internat. Physiol. **56**, 97 (1948).

Bonnet, V. et F. Bremer: Action du potassium, du calcium et de l'acétylcholine sur les activités électriques, spontanées et provoquées de l'écore cérébrale. Compt. rend. Soc. biol., Paris **126**, 1271 (1937).

Bonting, S. L., K. A. Simon, and N. M. Hawkins: Sodium, potassium activated adenosine triphosphatase. I. Quantitative distribution in several tissues of the cat. Arch. Biochem. Biophys. **95**, 416 (1961).

Boral, M. C., A. K. Ray, and C. Deb: Plasma electrolyte concentration in toad (bufo melanostictus) during hibernation and nonhibernation. Life Sci. **4**, 439 (1965).

Bourke, R. S., E. S. Greenberg, and D. B. Tower: Variation of cerebral cortex fluid spaces in vivo as a function of species brain size. Amer. J. Physiol. **208**, 682 (1965).

Brauchli (zit. nach Weis 1964).

Bremer, F., V. Bonnet et J. Moldaver: Contributions l'étude de la physiology générale des centres nerveux. I. La sommation centrale. Arch. internat. Physiol. **52**, 1 (1942).

— — Action particulière des barbituriques sur la transmission synaptique centrale. Arch. internat. Physiol. **56**, 100 (1948).

Brink, F.: The role of calcium ions in neural processes. Pharmacol. Rev. **6**, 243 (1954).

—, D. W. Bronk, F. D. Carlson, and D. M. Conelly: The oxygen uptake of active axons. Sympos. Quant. Biol., Cold Spring Harbor **17**, 53 (1952).

—, and J. Posternak: Thermodynamic analysis of relative effectiveness of narcotics. J. Cellul. Comp. Physiol. **32**, 211 (1948).

Brinley, F. J., E. R. Kandel, and W. H. Marshall: Potassium outflow from rabbit cortex during spreading depression. J. Neurophysiol. **23**, 246 (1960).

Brody, T. M.: Uncoupling of oxidative phosphorylation as mechanism of drug action. Pharmacol. Rev. **7**, 335 (1955).

Bronisch, F. W.: Zur intralumbalen Tetanusbehandlung unter besonderer Berücksichtigung des Magnesiumsulfates. Mschr. Unfallhk., Leipzig **58**, 330 (1955).

Brooks, S. C.: Permeability and enzyme reactions. Advances Enzymol. **7**, 1 (1947).

Brooks, C., McC., and J. C. Eccles: A study of effects of anaesthesia and asphyxia on the mono-synaptic pathway through the spinal cord. J. Neurophysiol. **10**, 349 (1947).

Brown, E. B., and A. S. Prasad: Plasma ultrafiltrable calcium concentration in posthypercapnic ventricular fibrillation. Amer. J. Physiol. **190**, 462 (1957).

Bryant, G. W., G. Lehmann, and P. K. Knoeffel: The action of magnesium on the central nervous system and its antagonism by calcium. J. Pharmacol. Exper. Therap., Baltimore **65**, 318 (1939).

Buchel, L.: Mise en évidence de variations dans le mécanisme d'action des hypnotiques par les modifications in vitro de la teneur du milieu nutritif en ion calcium. Anesth. et Analg. **10**, 1 (1953).

Bunker, J. P. (Chairman), and L. D. Vandam (Co-Chairman): Effects of anesthesia on metabolism and cellular functions: A workshop held under the Committee on Anesthesia of the National Academy of Sciences – National Research Council. Pharmacol. Rev. **17**, 183 (1965).

Burger, M.: Das Altern des Zentralnervensystems. Experientia (Basel) Suppl. **4**, 101 (1956).

Burgess, B. F., C. F. Gell, and D. Cranmore: Sodium and potassium content of brain and muscle of rats subjected to high acceleration. J. Appl. Physiol. **14**, 612 (1959).

BUTLER, T.: Theories of general anesthesia. Pharmacol. Rev. **2**, 121 (1950).

CALDWELL, P. C.: The phosphorus metabolism of squid axons and its relationship to the active transport of sodium. J. Physiol. (Lond.) **152**, 545 (1960).

CALDWELL, P. D., A. L. HODGKIN, R. D. KEYNES, and T. I. SHAW: The effect of injecting "energy-rich" compounds on the active transport of ions in the giant axon of Loligo. J. Physiol. (Lond.) **152**, 561 (1960).

CALLISON, W. E., J. LANDER, and F. P. UNDERHILL: The potassium and calcium content of the brain under $MgSO_4$ anaesthesia. J. Pharmacol. Exper. Therap., Baltimore **38**, 385 (1930).

CALMA, J., and S. WRIGHT: Effects of intrathecal injection of the KCl and other solutions in cats. Excitatory actions of K-ions on posterior root fibres. J. Physiol. (Lond.) **106**, 211 (1947).

CANZANELLI, A., G. ROGERS, and D. RAPPORT: Effect of inorganic ions on the respiration of brain cortex. Amer. J. Physiol. **135**, 309 (1941/42).

CARMELIET, E.: L'influence de la concentration extracellulaire du K sur la perméabilité de la membrane des fibres de Purkinje du mouton pour les ions ^{42}K. Helvet. physiol. pharmacol. acta **18**, C 15 (1960).

CATCHPOOL, J. F.: Effects of anesthetic agents on water structure. Fed. Proc. **25**, 979 (1966).

CERF, J. A.: L'action physiologique et pharmacologique des ion alcalino terreux sur les fibres nerveuse. In Handbuch der experimentellen Pharmakologie Bd. 17/1, 164 (1963).

CHANCE, B.: Quantitative aspects of the control of oxygen utilisation. Ciba Foundation Symposium on the Regulation of Cell Metabolism, p. 91, London: Churchill (1959).

—, and G. HOLLUNGER: Inhibition of electron and energy transfer in mitochondria. I. Effects of amytal, thiopental, rotenone, progesterone, and methylene glycol. J. Biol. Chem. **278**, 418 (1963).

—, and G. R. WILLIAMS: Respiratory enzymes in oxidative phosphorylation. I. Kinetics of oxygen utilisation. J. Biol. Chem. **217**, 383 (1955).

CHARNOCK, J. S.: The accumulation of calcium by brain cortex slices. J. of Neurochemistry **10**, 219 (1963).

CHAUCHARD, P., et L. LEGER: Modifications de l'excitabilité motrice centrale et périphérique chez le chien, en fonction de la calcémie. Compt. rend. Soc. biol., Paris **126**, 961 (1937).

CHAUDHURY, J.: Indian J. Physiol. Allied Sc. **15**, 81 (1961).

CHUTE, A. L., and D. H. SMYTH: Metabolism of the isolated perfused cat's brain. Quart. J. Exper. Physiol. **29**, 379 (1939).

CHVOLES, G. J.: Die Wirkung der K- und Ca-Ionen auf das vegetative Zentrum. Sborn. Trud. inst. fiziol. Markomprosa **1**, 26 (1934).

CICARDO, V. H.: Physiochemical mechanism in experimental epilepsy. J. Nerv. Ment. Dis. **101**, 527 (1945).

CIER, J. F.: Les facteurs métaboliques et hormonaux de la répartition intra et extra-cellulaire du sodium et du potassium. J. Physiol., Paris **53**, 3 (1961)

CLEMENTS, J. A., and K. M. WILSON: Interactions of narcotic agents with spread lipid and protein films. Internat. Anesthesiol. Clin. **1**, 969 (1963).

CLOETTA, M. und H. FISCHER: Über die Wirkung der Kationen Ca, Mg, Sr, Ba, K und Na bei intrazerebraler Injektion. Arch. exper. Path. Pharmak., Leipzig **158**, 254 (1930).

— — und M. R. VAN DER LOEFF: Die Biochemie von Schlaf und Erregung mit besonderer Berücksichtigung der Kationen. Arch. exper. Path. Pharmak., Leipzig **174**, 589 (1934).

Cloetta M., H. Fischer und M. R. van der Loeff: Die Verteilung und die Wirkung des Magnesiums im Organismus und deren Beeinflussung durch Ca. Arch. exper. Path. Pharmak., Leipzig **200**, 6 (1942–43).

— und H. Thomann: Chemisch-physikalische Untersuchungen zur Theorie der Narkose. Arch. exper. Path. Pharmak., Leipzig **103**, 260 (1924).

Cohen, M. M., and P. J. Heald: The effects of phenobarbital upon phosphate metabolism of cerebral cortex in vitro. J. Pharmacol. Exper. Therap. **129**, 361 (1960).

Cole, K. S.: Dymanic electrical characteristics of the squid axon membrane. Arch. sc. Physiol. **3**, 253 (1949).

Conway, E. J.: Nature and significance of concentration relations of potassium and sodium ions in skeletal muscle. Physiol. Rev. **37**, 84 (1957).

Cooper, E. S., S. Holm, and S. Bellet: The cardio-vascular effects following intracisternal potassium chloride infusion. Amer. J. Med. Sc. **236**, 705 (1958).

Cooperman, N. R.: Calcium and protein changes in serum during sleep and rest without sleep. Amer. J. Physiol. **116**, 531 (1936).

Corriol, J., P. Joanny et Y. Millet: Gradients ioniques alcalins et respiration du cortex cérébral isolé de mammifère. Rôle du glucose, effets de la stimulation électrique et de divers agents de stimulation métabolique. Arch. internat. Physiol. et Biochimie **72**, 615 (1964).

Cotlove, E.: Mechanism and extent of distribution of inulin and sucrose in chloride space of tissues. Amer. J. Physiol. **176**, 396 (1954).

Cummins, J. T., and H. McIlwain: Electrical pulses and the potassium and other ions of isolated cerebral tissues. Biochem. J. **79**, 330 (1961).

Curtis, R. D., D. D. Perrin, and J. C. Watkins: The excitation of spinal neurones by the ionophoretic application of agents which chelate calcium. J. Neurochem. **6**, 1 (1960).

Daniel, E. E., and K. Robinson: The secretion of sodium and uptake of potassium by isolated uterine segments made sodium-rich. J. Physiol. (Lond.) **154**, 421 (1960).

Davenport, V. D.: Distribution of parenterally administered lithium in plasma, brain, and muscle of rats. Amer. J. Physiol. **163**, 633 (1950).

Davies, D. R., and J. H. Quastel: Dehydrogenations by brain tissues. The effects of narcotics. Biochem. J. **26**, 1672 (1933).

Davies, P. W., and R. G. Grenell: Effect of high potassium on respiration and demarcation potential of a small locally-perfused area of cerebral cortex. Fed. Proc. **9**, 29 (1950).

Davson, H.: A comparative study of the aqueous humor and cerebrospinal fluid in the rabbit. J. Physiol. (Lond.) **129**, 111 (1955).

—, and M. Bradbury: The extracellular space of the brain. Prog. Brain Res. **15**, 124 (1965).

—, and J. F. Danielli: The permeability of natural membranes. Cambridge Univ. Press. 1952.

—, and E. Spaziani: The blood-brain barrier and the extra-cellular space of brain. J. Physiol. (Lond.) **149**, 135 (1959).

Deluca, H. F., and G. W. Engstrom: Proc. Nat. Acad. Sci. (Wash.) **29**, 1744 (1961) (zit. nach Charnock).

Demole, V.: Pharmakologisch-anatomische Untersuchungen zum Problem des Schlafes. Arch. exper. Path. Pharmak., Leipzig **120**, 229 (1927).

Deul, D. H., and H. McIlwain: Activation and inhibition of adenosine triphosphatase of subcellular particles from the brain. J. Neurochem. **8**, 246 (1961).

DICKENS, F., and G. D. GREVILLE: The metabolism of normal and tumor tissue. XIII. Neutral salt effects. Biochem. J. **29**, 1468 (1935).

DIXON, K. C.: Action of potassium ions on brain metabolism. J. Physiol. (Lond.) **110**, 87 (1949).

DOBKIN, A. B., K. Y. LEE, P. H. BYLES, and J. S. ISRAEL: Neuroleptanalgesis: A comparison of the cardiovascular, respiratory, and metabolic effects of innovan and thiopentone plus methotrimeprazine. Brit. J. Anaesth. **35**, 694 (1963).

DOWNMAN, C. B. B., and C. C. MACKENZIE: Intracisternal injection of K phosphate. Lancet **1943** II, 471.

DREISBACH, H. H.: Calcium binding by rat submaxillary glands in vitro. Biochem. J. **82**, 71 (1962).

DUBNER, H. H., and R. W. GERARD: Factors controlling brain potentials in the cat. J. Neurophysiol. **2**, 142 (1939).

DUNHAM, E. T., and I. M. GLYNN: Adenosinetriphosphatase activity and the active movements of alkali metal ions. J. Physiol. (Lond.) **156**, 274 (1961).

DUNKER, E.: Über Elektrolytverschiebungen in der extracellulären Hirnflüssigkeit. Pflügers Arch. Physiol. **265**, 66 (1957).

ECCLES, J. C.: Synaptic potentials of motoneurones. J. Neurophysiol. **9**, 87 (1946).

— The physiology of nerve cells. Oxford, University Press, 1957.

EISLER, B., S. GENESS und S. DIENERSTEIN: Über den Einfluß der Narkose auf den Elektrolytgehalt des Serums. Zschr. exper. Med. **68**, 529 (1929).

ELLIOTT, K. A. C.: The relationship of ions to metabolism in brain. Canad. J. Biochem. Physiol. **33**, 466 (1955).

—, and F. BILODEAN: The influence of potassium on respiration and glycolysis by brain slices. Biochem. J. **84**, 421 (1962).

ELLIOTT, H. W., and J. M. CRISMON: Increased sensitivity of hypothermic rat to injected potassium and the influence of calcium, digitalis, and glucose on survival. Amer. J. Physiol. **151**, 366 (1947).

ELLISON, E. J., W. P. WILSON, and E. B. WEISS: Changes in cerebral potassium during insulin hypoglycemia. Proc. Soc. Exper. Biol. Med. **98**, 128 (1958).

ELSHOVE, A., and G. D. VAN ROSSUM: Net movements of sodium and potassium and their relation to respiration, in slices of rat liver incubated in vitro. J. Physiol. (Lond.) **168**, 531 (1963).

EMERSON, W. C., and N. Y. ROCHESTER: The effect of ether anesthesia and shock on the calcium of the blood. J. Laborat. Clin. Med. **14**, 195 (1928).

ENGBAECK, L.: Investigation on the course and localization of magnesium anesthesia. A comparison with ether anesthesia. Acta pharmacol. **4**, suppl. **1**, 189 (1948).

— The pharmacological actions of magnesium ions with particular reference to the neuromuscular and cardiovascular system. Pharmacol. Rev. **4**, 396 (1952).

ERWIN, K. G., and H. C. HEIM: Effects of some hypnotic drugs on respiration and oxidative phosphorylation in rat brain. J. Pharm. Sci. **52**, 747 (1963).

ESSEN, K. W.: Untersuchungen über die Narkosevertiefung nach Großhirnexstirpation. Naunyn-Schmiedebergs Arch. exper. Path. **159**, 387 (1931).

EULER, U. S. VON: Reflektorische und zentrale Wirkung von Kaliumionen auf Blutdruck und Atmung. Skand. Arch. Physiol. **80**, 94 (1938).

FAULCONER, A. jr., and R. G. BICKFORD: Electroencephalography in Anesthesiology. C. C. Thomas, Springfield, Illinois 1960.

FAY, M., M. ANDERSCH, and M. R. KENYON: Blood studies under anesthesia. I. Ether administered to the dog by open drop and in closed system. J. Pharmacol. **66**, 224 (1939).

FEATHERSTONE, R. M., and C. A. MUEHLBAECHER: The current role of inert gases in the search for anesthesia mechanism. Pharmacol. Rev. **15**, 97 (1963).

FEINSTEIN, M. B.: Reaction of local anesthetics with phospholipids. A possible chemical basis for anesthesia. J. Gen. Physiol. **48**, 357 (1964).

FELDBERG, W.: Pattern of excitation and inhibition produced by injection of substances into the cerebral ventricle of the conscious cat. Rapport XXe Congrès international de Physiologie, Bruxelles **18** (1956).

— Anaesthesia and sleep-like conditions produced by injections into the cerebral ventricles of the cat. J. Physiol. (Lond.) **140**, 20 P (1958).

FERGUSON, J.: The use of chemical potentials as indices of toxcity. Proc. Roy. Soc. (Lond.) B **127**, 387 (1939).

FIELD, H.: Respiration of tissue slices. In: Methods in Medical Research. Yb. Publ., Chicago, vol. **1**, 289 (1948).

FISCHER 1928 (zit. nach WEIS 1964).

FLÖRKEMEIER, V.: Untersuchungen zum Problem der Magnesiumnarkose. Inaugural Dissertation, Mainz 1965.

— und W. KLAUS: Das Verhalten des Sauerstoffverbrauches und des K- und Ca-Umsatzes von Hirnschnitten bei Steigerung der extracellulären Mg-Konzentration. Naunyn-Schmiedebergs Arch. exper. Path. **251**, 140 (1965).

— — und G. KUSCHINSKY: Untersuchungen über die narkotische Wirkung einiger Buttersäurederivate (in Vorbereitung).

FLÜCKIGER, E., and R. D. KEYNES: The calcium permeability of Loligo axons. J. Physiol. (Lond.) **128**, 41 P (1955).

FRANKENHAEUSER, B.: The effect of calcium on the myelinated nerve fibre. J. Physiol. (Lond.) **137**, 245 (1957).

—, and A. L. HODGKIN: The action of calcium on the electrical properties of squid axon. J. Physiol. (Lond.) **137**, 218 (1957).

FREYDBERG-LUCAS, W., and F. VERZAR: Turnover of ^{45}Ca in young and old animals. Experientia (Basel), Suppl. **4**, 88 (1956).

FÜHNER, H.: Die narkotische Wirkungsstärke des Benzins und seiner Bestandteile (Pentan, Hexan, Heptan, Octan). Biochem. Zschr. **115**, 235 (1921).

GARDOS, G.: Potassium accumulation in guinea pig brain cortex slices. J. Neurochem. **5**, 199 (1960).

GATES, F. L. und S. J. MELZER: Über die kombinierte Wirkung von Oxalaten und Magnesiumsalzen und die Gegenwirkung von Kalziumsalzen. Zbl. Physiol., Wien **27**, 1169 (1913).

— — The combined effect of magnesium sulphate and sodium oxalate upon rabbits. Proc. Soc. Exper. Biol. Med., N.Y. **11**, 23 (1914).

GENSLER, P.: Analytische Untersuchungen bei kombinierter Magnesium-Neuronalhypnose. Arch. exper. Path. Pharmak., Leipzig **78**, 317 (1915).

GERSCHENFELD, H. M., F. WALD, J. A. ZADUNAISKY, and E. D. P. DEROBERTIS: Function of astroglia in the water-ion metabolism of the central nervous system. Neurology **9**, 412 (1959).

GERSCHMAN, R. et A. D. MARENZI: Action des anesthésiques sur le potassium du plasma sanguin. Compt. rend. Soc. biol. Paris **112**, 508 (1933).

GEZOWA, S.: Über das Rückenmark beim menschl. Tetanus mit und ohne Magnesiumsulfatbehandlung und über Amitosen im zentralen Nervensystem. Z. Path., Frankfurt **21**, 366 (1918).

GINSBURG, J. M., and W. S. WILDE: Distribution kinetics of intravenous radiopotassium. Amer. J. Physiol. **179**, 63 (1954).

GOLDMAN, D. E.: A molecular structural basis for the excitation properties of axons. Biophys. J. **4**, 167 (1964).

GOLDMAN, D. E.: Gate control of ion flux in axons. J. Gen. Physiol. **48** suppl. 75 (1965).

GONDA, O., and J. H. QUASTEL: Effects of ouabain on cerebral metabolism and transport mechanism in vitro. Biochem. J. **84**, 394 (1962).

GORDON, H. T., and J. H. WELSH: The role of ions in axon surface reactions to toxic organic compounds. J. Cellul. Comp. Physiol. **31**, 395 (1948).

GORE, M. B. R., and H. MCILWAIN: Effect of some inorganic salts on the metabolic response of sections of mammalian cerebral cortex to electrical stimulation. J. Physiol. (Lond.) **117**, 471 (1952).

GOSH, J. J., and H. J. QUASTEL: Narcotics and brain respiration. Nature **174**, 28 (1954).

GREENBERG, D. M., R. B. AIRD, M. D. D. BOELTER, W. W. CAMBPELL, W. E. COHN, and M. M. MURAYAMA: A study with radioactive isotopes of permeability of the blood-cerebrospinal fluid barrier to ions. Amer. J. Physiol. **140**, 47 (1943).

GREIG, M. E.: The site of action of narcotics on brain metabolism. J. Pharmacol. Exper. Therap. **87**, 185 (1946).

GROSSMAN, A., and R. F. FURCHGOTT: The effect of external calcium concentration on the distribution and exchange of calcium in resting and beating guinea-pig auricles. J. Pharmacol. Exper. Therap. **143**, 107 (1964).

GUTHRIE, C. C., and A. H. RYAN: On the alleged specific anesthetic properties of magnesium salts. Amer. J. Physiol. **26**, 329 (1910).

HAFT, D. E., and J. A. MIRSKY: The action of barbiturate on the carbohydrate metabolism of isolated rat diaphragm. J. Pharmacol. Exper. Therap. **105**, 74 (1952).

HAHN, L., and G. HEVESY: Rate of penetration of ions through the capillary wall. Acta physiol. Scand. **1**, 347 (1940).

HAMBERGER, A., and H. RÖCKERT: Intracellular potassium in isolated nerve cells and glial cells. J. Neurochem. **11**, 757 (1964).

HANDELSMAN, M. B., and J. DRABKIN: Use of anthrone reagent to estimate inulin in the presence of glucose. Proc. Soc. Exper. Biol. Med., N.Y. **86**, 356 (1954).

HÄNZE, S.: Der Magnesiumstoffwechsel (Physiologie und Klinik). G. Thieme Verlag, Stuttgart 1962.

HARRIS, T. A. B.: The mode of action of anesthetics. Baltimore, William & Wilkins Co., 1951.

HARRIS, E. J., and G. P. BURN: The transfer of Na and K ions between muscle and the surrounding medium. Transact. Faraday Soc. **45**, 508 (1949).

—, and M. MAIZELS: The permeability of human erythrocytes to sodium. J. Physiol. (Lond.) **113**, 506 (1952).

HARRIS, W. H., and E. H. SONNENBLICK: A study of calcium and magnesium in the cerebrospinal fluid. Yale J. Biol. **27**, 297 (1955).

HASHIMOTO, S.: Über die Verteilung der K-Ca-Ionen im Zentralnervensystem bei zentraler Erregung bzw. Lähmung unter verschiedenen pharmakologischen Bedingungen. 1. Mitt. Über Beeinflußbarkeit der Verteilung der K- und Ca-Ionen im Zentralvernensystem durch Cardiazol bzw. Campher. Jap. J. Med. Sc. Pharmacol. **10**, 183 (1937).

HEALD, P. J.: The effect of metabolic inhibitors on respiration and glycolysis in electrically stimulated cerebral cortex slices. Biochem. J. **55**. 625, (1953)

— Rapid changes in creatine phosphate level in cerebral cortex slices. Biochem. J. **57**, 673 (1954).

— Phosphorus metabolism of brain. Oxford: Pergamon Press 1960

HEEG, E. und K. H. WEIS: Über die Hemmung des Sauerstoffverbrauches von Gehirnschnitten durch Hexobarbital und Thiopental. Anaesthesist **8**, 318 (1959).

HEILBRUNN, L. V.: Outline of general physiology. London, Saunders 1952.
HELD, D., V. FENCL, and J. R. PAPPENHEIMER: Electrical potential of cerebrospinal fluid. J. Neurophysiol. **27**, 942 (1964).
HENDERSON, V. E.: Anaesthesia by the intracerebral injection of $MgCl_2$. J. Pharmacol. Exper. Therap., Baltimore, **1**, 199 (1909).
— The present status of the theories of narcosis Physiol. Rev. **10**, 171 (1930).
HERTZ, L., and T. CLAUSEN: Effects of potassium and sodium on respiration: their specifity to slices from certain brain region. Biochem. J. **89**, 526 (1963).
—, and M. SCHOU: Univalent cations and the respiration of brain cortex slices. Biochem. J. **85**, 93 (1962).
HESS, H. H., and A. POPE: Effect of metal cations on adenosine triphosphatase of rat brain. Fed. Proc. **16**, 196 (1957).
HILAROWICZ, H. und S. MICZYKAW: Über den Einfluß der subduralen Darreichung von Kaliumchlorid auf die Vasomotoren-, Herzhemmungs- und Atemzentren. Zschr. exper. Med. **64**, 772 (1929).
HILD, W., and I. TASAKI: Morphological and physiological properties of neurons and glial cells in tissue culture. J. Neurophysiol. **25**, 277 (1962).
HILL, A. V.: Chemical wave transmission in nerve. Cambridge, University Press 1932.
HILLMANN, H. H.: Membrane potentials in guinea pig cerebral cortex slices in vitro, their dependence on substrates and oxygen. The effect of clupein and of ganglioside preparations. J. Neurochem. **8**, 257 (1961).
—, W. J. CAMPBELL, and H. McILWAIN: Membrane potentials in isolated and electrically stimulated mammalian cerebral cortex. Effect of chlorpromazine, cocaine, phenobarbitone, and protamine on the tissue's electrical and chemical responses to stimulation. J. Neurochem. **10**, 325 (1963).
—, and H. McILWAIN: Membrane potentials in mammalian cerebral tissues in vitro: dependence on ionic environment. J. Physiol. (Lond.) **157**, 236 (1961).
HÖBER, R.: Beiträge zur physikalischen Chemie der Erregung und der Narkose. Pflügers Arch. Physiol. **120**, 492 (1907).
— Physical chemistry of cells and tissues. Blakiston, Philadelphia, 1945.
HODGKIN, A. L.: The ionic basis of the electrical activity in nerve and muscle. Biol. Rev. **26**, 339 (1951).
— Ionic movements and electrical activity in giant fibres. Proc. Roy. Soc. London, B **148**, 1 (1957).
—, and A. F. HUXLEY: Potassium leakage from an active nerve fibre. J. Physiol. (Lond.) **106**, 341 (1947).
—, and B. KATZ: Ionic currents underlying activity in the giant axon of the squid. J. Exper. Biol. **126**, 292 (1949).
—, and R. D. KEYNES: Sodium extrusion and potassium absorption in Sepia axons. J. Physiol. (Lond.) **120**, 46 P (1953).
— — Movement of cations during recovery in nerve. Symp. Soc. exper. Biol. **8**, 423 (1954).
— — The potassium permeability of a giant nerve fibre. J. Physiol. (Lond.) **128**, 61 (1955).
— — Movement of labelled calcium in squid giant axons. J. Physiol. (Lond.) **138**, 253 (1957).
HODITZ, H. und H. LÜLLMANN: Das Verhalten des cellulären Calcium in ruhender und kontrahierender Vorhofmuskulatur. Pflügers Arch. Physiol. **278**, 11 (1963).
HOF, C. VON und H. H. SCHNEIDER: Über die Wirkungsweise von Magnesium im Gegensatz zu Curarin und Nicotin Naunyn-Schmiedeberg's Arch. exper. Path. Pharmak., Leipzig **214**, 176 (1952).

Hoff, H. E., P. K. Smith, and A. W. Winkler: Effects of magnesium on the nervous system in relation to its concentration in serum. Amer. J. Physiol. **130**, 292 (1940).

Holland, W. C., and G. V. Auditore: Distribution of potassium in liver, kidney and brain of the rat and guinea pig. Amer. J. Physiol. **183**, 309 (1955).

Hooker, D. R.: The perfusion of the mammalian medulla: the effect of calcium and of potassium of the respiratory and cardiac center. Amer. J. Physiol. **38**, 200 (1915).

Hopf, A.: Querschnittslähmung nach Magnesiumsulfatbehandlung bei Tetanus. Mschr. Unfallhk. **58**, 337 (1955).

Horsten, G. P. M., and P. J. Klopper: Effects of changes composition of the cerebrospinal fluid on the electroencephalogram. Arch. internat. Physiol. **60**, 491 (1952).

Horstmann, E.: Was wissen wir über den interzellulären Raum im Nervensystem. World Neurology **3**, 112 (1962).

— und H. Meves: Die Feinstruktur des molekularen Rindengraues und ihre physiologische Bedeutung. Zschr. Zellforsch. **49**, 569 (1959).

Huggins, C. B., and A. B. Hastings: Effect of calcium and citrate injections into cerebrospinal fluid. Proc. Soc. Exper. Biol. **30**, 459 (1933).

Hunter, R. E., and O. H. Lowry: The effects of drugs on enzyme systems. Pharmacol. Rev. **8**, 89 (1956).

Järnefelt, J.: Properties and possible mechanism of the Na^{+}- and K^{+}-stimulated microsomal adenosintriphosphatase. Biochim. biophysica acta **59**, 643 (1962a).

— Some aspects of the physiological significance of the adenosinetriphosphatase of brain microsomes. Biochim. biophysica acta **59**, 655 (1962b).

Jasper, H. H.: Pathophysiological studies of brain mechanisms in different states of conscionsness. In: Brain and Conscions Experience, edit. J. C. Eccles, Springer N. Y., 1966, p. 256.

Jenerick, H. P.: Muscle membrane potential, resistance, and external KCl. J. Cellul. Comp. Physiol. **42**, 427 (1953).

Joachimoglu, G.: Die Wirkung einiger Verwandten des Chloroforms mit besonderer Berücksichtigung der Traubeschen Theorie über die Wirkung der Narkotika der Fettreihe. Biochem. Zschr. **120**, 203 (1921).

Joanny, P., and H. Hillman: Further studies on the potassium and sodium concentrations of mammalian cerebral slices in vitro. J. Neurochem. **11**, 413 (1964).

John, E. R., R. D. Tschergi, and B. M. Wenzel: Effects of injections of cations into the cerebral ventricles on conditioned responses in the cat. J. Physiol. (Lond.) **146**, 550 (1959).

Johnson, J. A.: Kinetics of release of radioactive sodium, sulfate and sucrose from the frog sartorius muscle. Amer. J. Physiol. **181**, 263 (1955).

Jowett, M.: The action of narcotics on brain respiration. J. Physiol. (Lond.) **92**, 322 (1938).

—, and J. H. Quastel: The effect of narcotics on tissue oxidations. Biochem. J. **31**, 565 (1937).

Katz, B.: Nerve, muscle and synapse. New York, McGrawfill, 1966.

Katzenelbogen, S.: The blood electrolyte changes in narcosis, with special reference to calcium and potassium. Arch. Neurol. Psychiatr. **24**, 525 (1930).

— Calcium content of the brain and its distribution in various regions during dialylbarbituric acid narcosis. Arch. Neurol. Psychiatr. **28**, 405 (1932).

Katzman, R.: Electrolyte distribution in mammalian central nervous system. Neurology **11**, 27 (1961).

KEESEY, J. C., H. WALLGREN, and H. MCILWAIN: The sodium, potassium, and chloride of cerebral tissues: maintenance, change on stimulation and subsequent recovery. Biochem. J. **95**, 289 (1965a).

— — Movements of radioactive sodium in cerebral-cortex slices in response to electrical stimulation. Biochem. J. **95**, 301 (1965b).

KETY, S. S.: Quantitative determination of cerebral blood flow in man. In: Methods in Medical Research. Yb. Pub., Chicago vol. **1**, 204 (1948).

— Considerations of the effects of pharmacological agents on the over-all circulation and metabolism of the brain. Neuropharmacol. **1**, 13 (1955).

KEYNES, R. D.: The movement of radioactive ions in resting and stimulated nerve. Arch. sc. Physiol. **3**, 165 (1949).

— The leakage of radioactive potassium from stimulated nerve. J. Physiol. (Lond.) **113**, 99 (1951a).

— The ionic movements during nervous activity. J. Physiol. (Lond.) **114**, 119 (1951b).

— The ionic fluxes in frog muscle. Proc. Roy. Soc., London B **142**, 359 (1954).

—, and P. R. LEWIS: The resting exchange of radioactive K in crab nerve. J. Physiol. (Lond.) **113**, 73 (1951).

—, and G. W. MAISEL: The energy requirement for sodium extrusion from a frog muscle. Proc. Roy. Soc., London B **142**, 383 (1954).

KIMIZUKA, H., and K. KOKETSU: Changes in the membrane permeability of frog's sartorius muscle fibres in Ca-free EDTA solution. J. Gen. Physiol. **47**, 379 (1963).

KLAUS, W.: Eine Mikromethode zur serienmäßigen Calciumbestimmung in kleinen Gewebeproben. Klin. Wschr. **40**, 1123 (1962).

— Über den Einfluß elektrischer Reizung auf den Sauerstoffverbrauch und Elektrolythaushalt von Hirngewebe in vitro. Pflügers Arch. Physiol. **278**, 83 (1963).

— Über den Einfluß verschiedener Narkosemittel auf den K- und Ca-Umsatz in Hirnschnitten. Naunyn-Schmiedebergs Arch. exper. Path. **247**, 311 (1964a).

— Untersuchungen über den Elektrolytstoffwechsel isolierten Hirngewebes unter dem Einfluß narkotisch wirksamer Substanzen. Habilitationsschrift, Mainz 1964b.

— Neuere Aspekte über den Wirkungsmechanismus der Herzglykoside. Z. naturwiss.-med. Grundlagenforsch. **2**, 43 (1964c).

—, G. KUSCHINSKY und H. LÜLLMANN: Über den Zusammenhang zwischen positiv inotroper Wirkung von Digitoxigenin, Kaliumflux und intracellulären Ionenkonzentrationen im Herzmuskel. Naunyn-Schmiedeberg's Arch. exp. Path. Pharmak. **242**, 480 (1962).

—, H. LÜLLMANN und E. MUSCHOLL: Der Kalium-Flux des normalen und denervierten Rattenzwerchfells. Pflügers Arch. Physiol. **271**, 761 (1960).

— — — Über den Einfluß der extracellulären Kalium-Konzentration auf den Kalium-Flux des Rattenzwerchfells. Pflügers Arch. Physiol. **272**, 316 (1961).

KLOSOVSKII, B. N., and E. N. KOSMARSKAYA: Excitatory and inhibitory states of the brain. Meditsinskoi Litaratory, Moskva 1961, Israel Program for Scientific Translations Ltd. Jerusalem 1963. S. 147ff.

KLOTZ, H. P. et P. BORNSTEIN: Anomalie de l'électro-encéphalogramme chez le chien parathyréoprive. Ann. Endocr. (Paris) **11**, 618 (1950).

KOCH, A., J. B. RANCK jr., and B. L. NEWMAN: Ionic content of the neuroglia. Expl. Neurol. **6**, 186 (1962).

—, and D. M. WOODBURY: Carbonic anhydrase inhibition and brain electrolyte composition. Amer. J. Physiol. **198**, 434 (1960).

KOCHER, TH.: Behandlung schwerer Tetanusfälle. Dtsch. med. Wschr. **40**, 1953 (1914).

KOEFOED-JOHNSON, V., and H. H. USSING: The nature of the frog skin potential. Acta physiol. Scand. **42**, 298 (1958).

KOENIGSTEIN, H.: Shifting of cations in the cerebrospinal fluid as a cause of pruritus. J. Investigat. Dermat. **17**, 99 (1951).

KOKETSU, K., and S. MIYAMOTO: Release of calcium 45 from frog nerves during electrical activity. Nature **189**, 402 (1961)

KOZAWA, S.: Metabolic basis of neuronal activity. Jap. J. Pharmacol. **10**, 157 (1961).

KRATZING, C. C.: Metabolic response of electrical stimulation of mammalian tissues in vitro. Biochem. J. **50**, 293 (1951).

— The ability of some carboxylic acids to maintain phosphate levels and support electrical stimulation in cerebral tissues. Biochem. J. **54**, 312 (1953).

KREBS, H. A., L. V. EGGLESTON, and C. TERNER: In vitro measurements of the turnover rate of potassium in brain and retina. Biochem. J. **48**, 530 (1951).

KRNJEVIC, K.: The ion distribution in cat nerves. J. Physiol. (Lond.) **128**, 473 (1955).

KUFFLER, S. W., and D. D. POTTER: Glia in the leech central nervous system: Physiological properties and neuron-glia relationship. J. Neurophysiol. **27**, 290 (1964).

KUGLER, J., and A. DOENICKE: Amplitudes and evoked responses in the EEG in humans during sleep and anesthesia. Prgr. Brain. Res. **17**, 178 (1965).

KUSCHINSKY, G. und H. LANGECKER: Eine merkurimetrische Bestimmung des Chlorids im Harn. Biochem. Zschr. **318**, 164 (1947).

LAMB, F. J.: The chloride content of rat auricle. J. Physiol. (Lond.) **157**, 415 (1961).

LANG, K.: Eine Verbesserung der Chloridbestimmung im Blut. Biochem. Zschr. **290**, 289 (1937).

LANGMUIR, V. I., and J. SCHAFFER: Composition of fatty acid films on water containing calcium or barium salts. J. Amer. Chem. Soc. **58**, 184 (1936).

LARDY, H. A., and H. WELLMAN: Oxidative phosphorylation: role of inorganic phosphate and acceptor systems on control of metabolic rates. J. Biol. Chem. **195**, 215 (1952).

LARSON, P. S., and G. BREWER: On the relation of potassium to the blood pressure response to epinephrine. J. Pharmacol. **61**, 213 (1937).

LEHNINGER, A. L.: The mitochondrion. W. A. BENJAMIN Inc., New York und Amsterdam, 1965.

LEUSEN, J.: The influence of calcium, potassium and magnesium ions in cerebrospinal fluid on vasomotor system. J. Physiol. (Lond.) **110**, 319 (1950).

— Ions alcalino-terreux, liquide céphalorachidien et système nerveux central. In Handbuch der experimentellen Pharmakologie Bd. **17/2**, 483 (1964).

LI, C. L., and H. MCILWAIN: Maintenance of resting membrane potentials in slices of mammalian cerebral cortex and other tissues in vitro. J. Physiol. (Lond.) **139**, 178 (1957).

LIEBE, H.: Zur Theorie der Narkose. Untersuchungen über die Wirkung einiger Narkotika auf die Ionendurchlässigkeit der roten Blutkörperchen im Hinblick auf die Permeabilitätstheorie der Narkose. Pflügers Arch. Physiol. **250**, 295 (1948).

LILLIE, R. S.: Physico-chemical theory of anesthesia. The Amer. Yb. of Anesthesia and Analgesia. F. H. McMechan, Surgery Pub. Co., 1916.

— Protoplasmic action and nervous action. Chicago Univ. Press. 1923.

LINDBOHM, R., and H. WALLGREN: Changes in respiration of rat brain cortex slices induced by some aliphatic alcohols. Acta pharmac. tox. **19**, 53 (1962).

LINDER, G. C.: The effect of parathyreoid hormone and of tuberculosis on the serum and tissue calcium of guinea pigs. Biochem. J. **29**, 2095 (1935).

LIPOW, E., W. W. WEAVER, and C. J. REED: Effects of ether anesthesia on the inorganic constituents of the blood. Amer. J. Physiol. **90**, 432 (1929).

LIPSETT, M. N., and F. CRESCITELLI: The effect of increased potassium concentration on the metabolism of rat cerebral cortical slices. Arch. Biochem. **28**, 329 (1950).

LOLLEY, R. N.: The calcium content of isolated cerebral tissues and their steady-state exchange of calcium. J. Neurochem. **10**, 665 (1963).

LÜLLMANN, H.: Das Verhalten normaler und denervierter Skeletmuskulatur in chloridfreiem Medium (Methylsulfat-Tyrodelösung). Naunyn-Schmiedebergs Arch. exper. Path. **240**, 351 (1961).

LÜTTGAU, H. CH.: Nerven- und Muskelelektrophysiologie. Fortschritte der Zoologie Bd. 17, G. Fischer Stuttgart, 1965.

LUXORO, M., E. ROJAS, and E. WITTIG: Effect of azide and calcium ion on the reversible changes of protein configuration in stimulated nerves. J. Gen. Physiol. **46**, 1109 (1962).

MANERY, J. F.: Water and electrolyte metabolism. Physiol. Rev. **34**, 334 (1954).

—, and W. F. BALE: The penetration of radioactive sodium and phosphorus into the extra- and intracellular phases of tissues. Amer. J. Physiol. **132**, 215 (1941).

MARINESCO, C., O. SAGER und A. KREINDLER: Experimentelle Untersuchungen zum Problem des Schlafmechanismus. Zschr. Neurol., Berlin **119**, 277 (1929).

MANSFIELD, G. und S. BOSANYI: Untersuchungen über das Wesen der Magnesiumnarkose. Pflügers Arch. Physiol. **152**, 75 (1913).

MARENZI, A. D. et R. GERSCHMAN: Variation des éléments minéraux du plasma pendant l'anesthésie éthérée. Compt. rend. Soc. biol. (Paris) **114**, 1226 (1933).

MARKWALDER, J.: Experimentelle Untersuchungen über die Therapie des Wundstarrkrampfes mit intravenöser Magnesiuminfusion. Zschr. exper. Med., Berlin **5**, 150 (1917).

MARQUARDT, P. und H. H. T. RIEMENSCHNEIDER: Über die Wirkung von intrazisternal injiziertem Calcium. Arch. int. Pharmacodyn. **85**, 273 (1951).

MATTHEWS, S., and C. BROOKS: On the actions of magnesium sulphate. J. Pharmacol. Exper. Therap., Baltimore **2**, 86 (1910/11).

MAYNARD, E. A., R. L. SCHULTZ, and D. C. PEASE: Electron microscopy of the vascular bed of rat cerebral cortex. Amer. J. Anat. **100**, 409 (1957).

MCILWAIN, H.: Metabolic response in vitro to electrical stimulation of sections of mammalian brain. Biochem. J. **49**, 382 (1951a).

— A means of metabolic investigation of small portions of the central nervous system in an active state. Biochem. J. **50**, 132 (1951b).

— Phosphates of brain during in vitro metabolism. Effects of oxygen, glucose, glutamate, glutamine and calcium and potassium salts. Biochem. J. **52**, 289 (1952a).

— Phosphates and nucleotides of the central nervous system. In: Biochemical Society Symposia, Cambridge vol. 8 (1952b).

— The effect of depressant on the metabolism of stimulated cerebral tissues. Biochem. J. **53**, 403 (1953a).

— Glucose level, metabolism, and response to electrical impulses in cerebral tissues from man and laboratory animals. Biochem. J. **55**, 618 (1953b).

— Characteristics required in electrical impulses for stimulation of the respiration of separated mammalian cerebral tissues. J. Physiol. (Lond.) **124**, 117 (1954a).

McIlwain, H.: Study of human cerebral biopsy specimes in an electrically excited condition. Arch. Neurol. Psychiatr. **71**, 488 (1954b).

— Electrical influences and speed of chemical change in the brain. Physiol. Rev. **36**, 355 (1956).

— Maintenance of the composition of isolated cerebral tissues. Proc. IVth Intern. Congr. Biochem., Wien, vol. **3**, 46 (1958).

— Biochemistry and the central nervous system. London: Churchill **1959**

— Neurochemistry: Neural maintenance and excitation. Report on the Progr. of Chemistry **57**, 367 (1960).

— Chemical exploration of the brain. A study of cerebral excitability and ion movement. Elsevier Pub., Amsterdam 1963.

—, and L. Buchel: Changes in phosphorus derivatives of the brain during the action of narcotics in vivo and in vitro. Colloques Intern. du C.N.R.S. Paris **26**, 123 (1951a).

— —, and J. D. Cheshire: The inorganic phosphate and phosphocreatine of brain expecially during metabolism in vitro. Biochem. J. **48**, 12 (1951b).

—, and O. Greengard: Excitants and depressants of the central nervous system on isolated electrically stimulated cerebral tissues. J. Neurochem. **1**, 348 (1957).

—, and M. B. R. Gore: Induced loss in cerebral tissues of respiratory response to electrical impulses, and its partial restoration by additional substrates. Biochem. J. **54**, 305 (1953).

—, and P. Joanny: Characteristics required in electrical pulses of rectangular time-voltage relationship for metabolic change and ion movement in mammalian cerebral tissues. J. Neurochem. **10**, 313 (1963).

—, and R. Rodnight: Practical Neurochemistry. J. & A. Churchill, Ltd., London 1962.

—, R. J. Woodman, and J. T. Cummins: Basic protein and the potassium movements and phosphates of cerebral tissue. Biochem. J. **81** (1961).

McLennan, H.: The diffusion of potassium, sodium, sucrose and inulin in the extracellular spaces of mammalian tissues. Biochim. biophysica acta **24**, 1 (1957).

McNeile, L. G., and J. Vruwink: Magnesium sulfate intravenously in the care and treatment of preeclampsia and eclampsia. J. Amer. Med. Ass. **87**, 236 (1926).

Meltzer, S. J.: Magnesiumsulfat bei Tetanus. Berliner klin. Wschr. **11**, 261 (1915).

—, and J. Auer: Physiological and pharmacological studies of Mg-salts. I. General anaesthesia by subcutaneous injections. Amer. J. Physiol. **14**, 6 (1905a).

— — Physiological and pharmacological studies of magnesium salts. II. The toxcity of intravenous injections, in particular the effects upon the centres of the medulla oblongata. Amer. J. Physiol. **15**, 387 (1905b).

— — The action of strontium compared with that of calcium and magnesium. Amer. J. Physiol. **21**, 449 (1908).

— — Die Wirkung von Magnesiumsulfat und Äther bei Tieren. Zbl. Physiol. **27**, 632 (1914).

Meyer, H. H.: Zur Theorie der Alkoholnarkose. I. Mitt. Welche Eigenschaft der Anaesthetika bedingt ihre narkotische Wirkung? Naunyn-Schmiedebergs Arch. exper. Path. **42**, 109 (1899).

Michaelis, M., and J. H. Quastel: The site of action of narcotics in respiratory processes. Biochem. J. **35**, 518 (1941).

Mikulecky, D. C., and J. M. Tobias: Phospholipid-cholesterol membrane model. J. cell. comp. Physiol. **64**, 151 (1964).

MILLER, K. W., W. D. M. PATON, and E. B. SMITH: Site of action of general anesthetics. Nature **206**, 374 (1965).

MILLER, S. L.: A theory of gaseous anesthetics. Proc. nat. Acad. Sci. (Wash.) **47**, 1515 (1961).

MINIKAMI, S., K. KAKINUMA, and H. YOSHIKAWA: The control of respiration in brain slices. Biochim. Biophys. Acta **78**, 808 (1963).

MOLLARET, P., J. J. POCIDALO, J. LISSAC, and C. DEMONGEOT: Modification humorales, circulatoires et 'dectrocardiographiques ou cours de l'acidose respiratoire aigne chez le chien soumis à la respiration dite par diffusion. C. R. Soc. Biol. Paris, **150**, 2168 (1956).

MONNIER, A. M.: Les bases physico-chimiques de l'action du calcium sur l'activité nerveuse. Arch. Sc. Physiol. **3**, 177 (1949).

MUDGE, G. H.: Studies on potassium accumulation by rabbit kidney slices. Effect of metabolic activity. Amer. J. Physiol. **165**, 113 (1951).

MUEHLBAECHER, C.: The role of proteins in anesthesia. Proc. Intern. Union of Physiol. Sci. XXII Intern. Congr., Leiden, vol. I, part II, 543 (1962).

—, F. L. DE BON, and R. M. FEATHERSTONE: Interactions of lipids and proteins with anesthetic gases. Intern. Anesthesiol. Clin. **1**, 937 (1963).

MUELLER, P., D. O. RUDIN, H. T. TIN, and W. C. WESCOTT: Reconstitution of cell membrane structure in vitro and its transformation into an excitable system. Nature **194**, 979 (1962).

MULLANEY, M.: Effect of increasing external potassium on the uptake of oxygen in the isolated sartorius of the frog. Biochem. J. **80**, 24 P (1961).

MULLER, M., and S. S. E. SIMON: A comparison of ion shifts with respiration and glycolysis in muscle. Biochem. biophysica acta **37**, 107 (1960).

MULLIN, F. J., A. B. HASTINGS, and W. M. LEES: Neuromuscular responses to variations in calcium and potassium concentrations in the cerebrospinal fluid. Amer. J. Physiol. **121**, 719 (1938).

MULLINS, L. J.: The penetration of some cations into muscle. J. Gen. Physiol. **42**, 817 (1959a).

— An analysis of conductance changes in squid axons. J. Gen. Physiol. **42**, 1013 (1959b).

— An analysis of pore size in excitable membranes. J. Gen. Physiol. **43** suppl., 105 (1960).

— The macromolecular properties of excitable membranes. Ann. N.Y. Acad. Sci. **94**, 390 (1961).

NEUWIRTH, H. J., and G. B. WALLACE: On the use of magnesium as an aid in anaesthesia. J. Pharmacol. Exper. Therap., Baltimore **35**, 171 (1929).

NGAI, S. H.: General Anesthesics. Effect upon physiological systems. In Physiological Pharmacology (edit. by W. S. ROOT, and F. G. HOFMAN), Academic Press, New York and London, Band 1, S. 43 (1963).

NICHOLSS, J. J., and S. W. KUFFLER: Extracellular space as a pathway for exchange between blood and neurons in the central nervous system of the leech: Ionic composition of the glial cells and neuron. J. Neurophysiol. **27**, 645 (1964).

NISHI, S., H. SOCDA, and K. KOKETSU: Effect of alkali-earth cations on frog spinal ganglion cell. J. Neurophysiol. **28**, 457 (1965).

NOONAN, T. R., W. O. FENN, and L. HAEGE: The distribution of injected radioactive potassium in rats. Amer. J. Physiol. **132**, 474 (1941).

O'NEILL, J. T., S. H. SIMON, and J. T. CUMMINS: Inhibition of stimulated cortex respiration and glycolysis by cholinolytic drugs. Biochem. Pharm. **12**, 809 (1963).

OPPELT, W. W., I. MCINTYRE, and J. GASKINS: Magnesium exchange between blood and cerebrospinal fluid. Fed. Proc. **21**, 360 (1962).

Oppelt, W. W., E. S. Owens and D. P. Rall: Calcium exchange between blood and cerebrospinal fluid. Life Sci. **1**, 599 (1963).

Overton, E.: Studien über die Narkose. Zugleich ein Beitrag zur Allgemeinen Pharmakologie. Fischer, Jena 1901.

Overton, R. K., and J. Pangrac: Calcium content of the brain following electric shock. J. Genet. Psychol. **97**, 145 (1960).

Page, J. H.: Chemistry of the brain. C. C. Thomas, Springfield, Illinois 1937.

Pappius, H. M.: The distribution of water in brain tissues swollen in vitro and in vivo. Progr. Brain Res. **15**, 135 (1965).

—, and K. A. C. Elliott: Water distribution in incubated slices of brain and other tissues. Canad. J. Biochem. Physiol. **34**, 1007 (1956a).

— — Factors affecting the potassium content of incubated brain slices. Canad. J. Biochem. Physiol. **34**, 1053 (1956b).

—, I. Klatzko, and K. A. C. Elliott: Further studies on swelling of brain slices. Canad. J. Biochem. Physiol. **40**, 885 (1962).

—, M. Rosenfeld, D. M. Johnson, and K. A. C. Elliott: Effects of sodium-free media upon the metabolism and potassium and water contents of brain slices. Canad. J. Biochem. Physiol. **36**, 217 (1958).

Pauling, L.: The nature of chemical bond. Cornell Univ. Press, Ithaca, p. 469 (1960).

— A molecular theory of general anesthesia. Science **135**, 15 (1961).

Peck, Ch., and S. J. Meltzer: Anesthesia in human beings by intravenous injection of magnesium sulfate. J. Amer. Med. Ass. **67**, 2 (1916).

Peiss, C. N., V. E. Hall, and J. Field: The influence of magnesium on respiration, glycolysis and cholinesterase activity in rat brain. J. Physiol. (Lond.) **108**, 365 (1949).

Peterson, B. D., J. A. Jackson, J. J. Buckley, and F. H. van Bergen: Influence of alterations in arterial blood pH and carbondioxide tension on plasma potassium levels in humans anesthetized with nitrous oxide, thiopental and succinyldicholine. J. Appl. Physiol. **11**, 93 (1957).

Pittinger, C. B., and H. H. Keasling: Theories of narcosis. Anesthesiology **20**, 204 (1959).

Posternak, J., and M. Larrebee: Action of narcotics on synapse compared to action on axons in sympathetic ganglia. Fed. Proc. **7**, 96 (1948).

Powell, H. M.: Clathrate compounds of inert gases. Proc. Intern. Union of Physiol. Sci. XXII Intern. Congr. Leiden, vol. I, part II, 546 (1952).

Price, H. L.: General anesthesia and circulatory homeostasis. Physiol. Rev. **40**, 187 (1960).

Quastel, J. H.: Respiration in the central nervous system. Physiol. Rev. **19**, 135 (1939).

— Biochemical aspects of narcosis. Anesth. and Analg. **31**, 151 (1952).

— Biochemical aspects of narcosis. In: Neurochemistry. Edit. by K. A. C. Elliott, I. H. Page, and J. H. Quastel. Springfield, Ill., C. C. Thomas Pub. (1955).

— Enzymic mechanism of the brain and the effects of some neurotropic agents. Proc. IVth Intern. Congr. Biochem., Wien, vol. III, 90 (1958).

— Effects of anaesthetics, depressants and tranquilizers on brain metabolism. In: Neurochemistry, edit. by K. A. C. Elliott, I. H. Page, and J. H. Quastel, Thomas Springfield Ill., 2end edition, p. 790 (1962).

— Effects of anaesthetics, depressants and tranquilizers on cerebral metabolism. In: Metabolic Inhibitors, edit. R. M. Hochster, and J. H. Quastel, Acad. Press New York, London, vol. 2, 517 (1963).

QUASTEL, J. H. and A. WHEATLY: Narcosis and oxidations of the brain. Proc. Roy. Soc., London B **112**, 60 (1932).

RANCK, J. B. jr.: Analysis of specific impedance of rabbit cerebral cortex. Expl. Neurol. **7**, 153 (1963).

RESNIK, H. jr., M. F. MASON, R. T. TERRY, C. PICHLER, and T. R. HARRISON: The effect of injection of certain electrolytes into the cisterna magna on the blood pressure. Amer. J. Med. Sc. **191**, 835 (1936).

RICHMOND, J. E., and A. B. HASTINGS: Distribution of sulfate in blood and between cerebrospinal fluid and plasma in vivo. Amer. J. Physiol. **199**, 814 (1960).

RIVKINE, A.: Action d'une variation de potassium ou de calcium sur l'électrocérébrogramme de la grenouille perfusée. Arch. internat. Physiol. **57**, 245 (1950).

ROBBINS, B. H., and H. A. PRATT: Ether anesthesia: Changes in the serum potassium content during and following anesthesia. J. Pharmacol. **56**, 205 (1936).

ROBERTSON, J. D., and S. C. FRACER: Biochemical disturbances in anesthesia. Brit. Med. Bull. **14**, 8 (1958).

ROGERS, T. A., and P. E. MAHAN: Exchange of radioactive magnesium in the rat. Proc. Soc. Exper. Biol. Med., N.Y. **100**, 235 (1959).

ROJAS, E., and J. M. TOBIAS: Membrane model: association of ionorganic cations with phospholipid monolayers. Biochim. Biophys. Acta **94**, 394 (1965).

ROOT, W. S., F. F. MCALLISTER, R. H. OSTER, and S. D. SOLARZ: The effect of ether anesthesia upon certain blood electrolytes. Amer. J. Physiol. **131**, 449 (1940).

ROSENBERG, A. J., L. BUDEL, N. ETLING et J. LEVY: Action des narcotiques sur métabolism du cerveau. Compt. rend. Acad. Sc. Paris **230**, 480 (1950).

ROTHENBERG, M. A.: Studies on permeability in relation to nerve function. Biochim. biophysica acta **4**, 96 (1950).

RUBIN, M. A., H. E. HOFF, A. W. WINKLER, and P. K. SMITH: Intravenous potassium calcium and magnesium and the cortical electrogram of the cat. J. Neurophysiol., Springfield **6**, 23 (1943).

RUDOLPH, G. G., and N. S. OLSEN: Transfer of potassium between blood cerebrospinal fluid and brain tissue. Amer. J. Physiol. **186**, 157 (1956).

RUDOLPH, G.: Ionentransport und Ionenwirkung in der Muskelzelle. Verh. Dtsch. Ges. Kreisl.-forsch. **27**, 93 (1961).

RUMMEL, W.: Theorie der Narkose, in: KILIAN H. und H. WEESE, Die Narkose, Georg Thieme Verlag Stuttgart, 1954, S. 76.

SABBATINI, L.: Importanza del Calcio che trovasi nella coreccia cerebrale. Rev. speriment. freniatria **27**, 964 (1901)

SAEGESSER, M.: Das Magnesiumsulfat in der Behandlung des Tetanus. Chirurg, Berlin **10**, 770 (1938).

SAMACHSON, J., B. KABAKOW, H. SPENGER, and D. LASZLO: Comparative passage of calcium and strontium from plasma into cerebrospinal fluid of man. Proc. Soc. Exper. Biol. Med., N.Y. **102**, 287 (1959).

SCHACHTER, D., E. B. DOWDLE, and H. SCHENKER: Accumulation of ^{45}Ca by slices of the small intestine. Amer. J. Physiol. **198**, 275 (1960)

SCHÄFER, H.: Die Einwirkung von Narkose und Operationstrauma auf den Wasser- und Mineralhaushalt. Anaesthesist **7**, 164 (1958).

SCHMIDT, C. F., S. S. KETY, and H. P. PENNES: The gaseous metabolism of the brain of the monkey. Amer. J. Physiol. **143**, 33 (1945).

SCHOEN, R. und S. KOEPPEN: Untersuchungen über den Angriffsort der Weckwirkung des Calcium bei der Magnesiumnarkose. Naunyn-Schmiedebergs Arch. exper. Path. **154**, 115 (1930).

SCHULTZ, R. L., E. A. MAYNARD, and D. C. PEASE: Electron microscopy of neurons and neuroglia of cerebral cortex and corpus callosum. Amer. J. Anat. **100**, 369 (1957).

SCHÜTZ, J.: Zur Kenntnis der Magnesiumnarkose. Wien. klin. Wschr. **26**, 745 (1913).

SCHWARTZ, A., H. S. BACHELARD, and H. MCILWAIN: The sodium-activated adenosine triphosphatase activity and other properties of cerebral microsomal fractions and subfractions. Biochem. J. **84**, 626 (1962).

SHANES, A. M.: Factors in nerve function. Fed. Proc. **10**, 611 (1951).

— Factors governing ion transfer in nerve. In: Electrolytes in biological systems. Amer. Physiol. Soc. Wash. 1955.

— Electrochemical aspects of physiological and pharmacological action in excitable cells. I. The resting cell and its alteration by extrinsic factors. II. The action potential and excitation. Pharmacol. Rev. **10**, 59, 165 (1958).

—, W. H. FREYGANG, H. GRUNDFEST, and E. AMATNICK: Anesthetic and calcium action in the voltage clamped squid giant axon. J. Gen. Physiol. **42**, 793 (1959).

—, and N. L. GERSCHFELD: Interaction of veratrum alcaloids, procain and calcium with monolayers of stearic acid and their implications for pharmacological action. J. Gen. Physiol. **44**, 345 (1960).

SIMON, J.: Dell'azione de magnesio sul sistema nervoso centrale e periferico. Arch. Farmacol. sper., Roma **47**, 154 (1929).

SKOU, J. C.: Local anesthetics. VI. Relation between blocking potency and penetration of a monomolecular layer of lipoids from nerve. Acta pharmacol. (Kbh.) **10**, 325 (1954).

— The influence of some cations on adenosinetriphosphatase from peripheral nerve. Biochim. biophysica acta **23**, 394 (1957).

— Relation between the ability of various compounds to block nervous conduction and their penetration into a monomolecular layer of nerve tissue lipids. Biochim. Biophys. Acta **30**, 625 (1958).

— Further investigation on a Mg^{++} + Na^{+}-activated adenosinetriphosphatase, possibly related to the active, linked transport of Na^{+} and K^{+} across the nerve membrane. Biochim. biophysica acta **42**, 6 (1960).

— The effect of drugs on cell membranes with special reference to local anesthetics. J. Pharm. Pharmacol. **13**, 204 (1961).

SLATER, E. C., and W. C. HÜLSMANN: Control of rate of intracellular respiration. Ciba Foundation Symp. on the Regulation of Cell Metabolism. London: Churchill, p. 58 (1959).

SMOLIK, E. A.: Effect of intracisternal injection of K phosphate in haemorrhagic hypotension and shock in dogs. Proc. Soc. exper. Biol. Med., N.Y. **53**, 70 (1943).

SPECTOR, W. S. (edit.): Handbook of biological data. Saunders & Co., Philadelphia und London 1956.

STAIB, J., M. BERNHARD, E. KIRCHNER, J. MAURATH und K. H. MÜLLER: Elektrolytuntersuchungen bei Halothan-Narkose. Anaesthesist **10**, 330 (1961a).

STAIB, E., R. DIETRICH, A. NAST, M. BERNARD und J. STAIB: Elektrolytveränderungen bei Narkosen mit Halothan im Vergleich mit Pentothal und Äther. Arzneimittel-Forsch. **11**, 1060 (1961b).

STÄMPFLI, R.: Bau und Funktion isolierter markhaltiger Nervenfasern. Ergeb. Physiol. **47**, 70 (1952).

— Die Ionentheorie des Erregungsvorganges und ihre möglichen Zusammenhänge mit der Biochemie. Naunyn-Schmiedebergs Arch. exper. Path. **228**, 29 (1956).

Starkenstein, E.: Über die pharmakologische Wirkung kalziumfällender Säuren und der Magnesiumsalze. Naunyn-Schmiedebergs Arch. exper. Path. **77**, 45 (1914).

Steinbach, H. B.: On the sodium and potassium balance of isolated frog muscle. Proc. nat. Acad. Sc. (Wash.) **38**, 451 (1952).

Stern, L. S. et G. J. Chvoles: Effect de l'injéction intraventriculaire des ions Ca et K. Compt. rend. Soc. biol., Paris **112**, 568 (1933).

Stevenson, D. E.: Changes caused by anaesthesia in the blood electrolytes of the dog. Brit. J. Anaesth. **32**, 353 (1960).

Stewart, J. D., and G. M. Rourke: Changes in blood and interstitial fluid resulting from surgical operation and ether anesthesia. J. clin. Invest. **17**, 413 (1938).

Stille, G. und H. Kröger: Das Verhalten der Elektrolyte im Blut, Muskel und Gehirn unter der Wirkung von Analepticis. Naunyn-Schmiedebergs Arch. exper. Path. **230**, 14 (1957).

Stransky, E.: Untersuchungen über die Magnesiumnarkose. Naunyn-Schmiedebergs Arch. exper. Path. **78**, 122 (1915).

Straub, W.: Experimentelle Untersuchungen über Wesen und Aussicht der Tetanustherapie mit Magnesiumsulfat. Münch. med. Wschr. 62, Januar 1915, Feldärztliche Beilage 1.

Streicher, E.: Age changes in the calcium content of rat brain. J. Geront. **13**, 356 (1958a).

— Bilateral asymetry of rat brain calcium. Amer. J. Physiol. **194**, 390 (1958b).

— Thiocyanate space of rat brain. Amer. J. Physiol. **201**, 334 (1961).

Suomaleinen, P.: Magnesium and calcium content of hedgehog serum during hibernation. Nature **141**, 471 (1938).

Sutherland, V. C., T. N. Burbridge, and H. W. Elliott: Metabolism of human brain cortex in vitro. Amer. J. Physiol. **180**, 195 (1955).

Sweet, W. H., and H. B. Looksley: Formation, flow and reabsorption of cerebrospinal fluid in man. Proc. Soc. Exper. Biol. Med., N.Y. **84**, 397 (1953).

Swinyard, E. A.: Effect of extracellular electrolyte depletion on brain electrolyte pattern and electroshock seizure threshold. Amer. J. Physiol. **156**, 163 (1949).

Taggart, J. V., L. Silverman, and E. M. Trayner: Influence of renal electrolyte composition on the tubular excretion of p-aminohypurate. Amer. J. Physiol. **173**, 345 (1953).

Tasaki, J.: Excitability of neurons and glial cells. Progr. Brain. Res. **15**, 234 (1965).

—, T. Teorell, and C. S. Spyropoulos: Movements of radioativec tracers across squid axon membrane. Amer. J. Physiol. **200**, 11 (1961).

Terner, C., L. V. Eggleston, and H. A. Krebs: The role of glutamic acid in the transport of potassium in brain and retina. Biochem. J. **47**, 139 (1950).

Thews, G.: Die Sauerstoffdiffusion im Gehirn. Ein Beitrag zur Frage der Sauerstoffversorgung der Organe. Pflügers. Arch. Physiol **271**, 197 (1960).

Thomson, C. G., and H. McIlwain: An attachement of protamines to cerebral tissues, studied in relation to gangliosides, suramin and tissue excitability. Biochem. J. **78**, 33 (1961).

Tobias, J. M.: Further studies on the nature of the excitable system in nerve. J. Gen. Physiol. **43**, suppl. 57 (1960).

— A chemically specified molecular mechanism underlying excitation in nerve: a hypothesis. Nature **203**, 13 (1964).

—, D. P. Agin, and R. Pawlowski: Phospholipid-cholesterol membrane model. Control of resistance by ions on current flow. J. gen. Physiol. **45**, 989 (1962).

Toman, J. E. P., and J. P. Davies: The effect of drugs upon the electrical activity of the brain. Pharmacol Rev. **1**, 425 (1949).

TRAUBE, J.: Theorie der Osmose und Narkose. Pflügers Arch. Physiol. **105**, 541 (1904).

TSCHIRGI, R. D.: Chemical environment of the central nervous system. In: Handbook of Physiology. Section I: Neurophysiology. vol. III 1865, 1960.

TSUKADA, Y., and G. TAKAGAKI: Effect of potassium ions on brain slices. Nature **175**, 725 (1955).

— — and S. HIRANO: Incorporation of radioactive phosphate into protein-bond phosphorus fractions of brain slices in references to its relation to the metabolic activity. J. Biochem. (Tokyo) **45**, 489 (1958).

UMBREIT, W., R. H. BURRIS, and J. F. STAUFFER: Manometric Techniques. Burgess Pub. Co., Minneapolis, 1957.

UNGAR, G., and D. V. ROMANO: Fluorescence changes in nerve induced by stimulation. Their relation to protein configuration. J. Gen. Physiol. **46**, 267 (1962).

VAN HARREVELD, A.: Brain tissue electrolytes. Butterworths, Washington 1966.

—, and S. OCHS: Cerebral impedance changes after circulatory arrest. Amer. J. Physiol. **187**, 180 (1956).

—, and J. P. SCHADE: On the distribution and movements of water and electrolytes in the cerebral cortex. In: Structure and Function of the cerebral cortex, edit.: TOWER, D. B., and J. B. SCHADE, Elsevier, Amsterdam, 1960.

VARON, S., and H. MCILWAIN: Fluid content and compartments in isolated cerebral tissues. J. Neurochem. **8**, 262 (1961).

VERSTRAETEN, J. M.: Influence de la concentration en calcium, potassium et magnésium du liquide céphalorachidien sur la consommation d'oxygène. Experientia (Basel) **5**, 251 (1949).

VLEESCHHOUWER, G. DE: Au sujet de l'action du diéthylaminométhyl-3-benzodioxane (F 883) et du pipéridométhyl-3-benzodioxane (F 933) sur le système circulatoire. Arch. internat. pharmacodyn. thérap. **50**, 251 (1935).

VRBA, R., and J. FOLBERGER: A comparison of the effect of potassium ions on the metabolism of retina and brain cortex slices in vitro. Experientia **14**, 15 (1958).

WALLACE, G. B., and B. B. BRODY: The distribution of iodide, thiocyanate, bromide, and chloride in the central nervous system and the cerebrospinal fluid. J. Pharmacol. Exper. Therap. **65**, 220 (1939).

— — The passage of bromide, iodide and thiocyanate into and out of the cerebrospinal fluid. J. Pharmacol. Exper. Therap. **68**, 50 (1940).

WALLGREN, H.: Effects of acetylcholine analogues and ethanol on the respiration of brain cortex tissue in vitro. Biochem. Pharmacol. **6**, 195 (1961).

— Rapid changes in creatine and adenosine phosphates of cerebral cortex slices on electrical stimulation with special reference to the effect of ethanol. J. of Neurochem. **10**, 349 (1963).

WALKER, S. M., E. A. SMOLIK, and A. S. GILSON jr.: The effects of intracisternal injection of potassium phosphate on the rate of rhythm of the heart and on the blood pressure and on the respiration of the dog. Amer. J. Physiol. **145**, 223 (1945).

WARBURG, O.: The metabolism of tumors. Tr. F. Dickens, London Constable 1930.

WEBB, J. W., and K. A. C. ELLIOTT: Effects of narcotics and convulsants on tissue gylcolysis and respiration. J. Pharmacol. Exper. Therap. **103**, 24 (1951).

WEIR, E. G.: The influence of the serum bromide concentration upon the distribution of bromide ion between serum and spinal fluid. Amer. J. Physiol. **137**, 109 (1942).

WEIS, K. H.: Tierexperimentelle Untersuchungen über den Einfluß der Narkose auf die Konzentrationen von Kalium und Natrium, sowie den Kaliumaustausch einzelner Organe in vivo. Habilitationsschrift, Mainz 1964.

— Tierexperimentelle Untersuchungen über den Einfluß der Narkose auf die Konzentration von Kalium und Natrium in einzelnen Organen in vivo. Arzneimittel-Forschung **16**, 140 (1966a).

— Tierexperimentelle Untersuchungen über den Einfluß der Narkose auf den Kalium-Austausch einzelner Organe in vivo. Arzneimittel-Forschung **16**, 431 (1966b).

WENDER, M., and M. HIEROWSKI: The concentration of electrolytes in the developing nervous system with special reference to the period of myelination. J. Neurochem. **5**, 105 (1960).

WESTFALL, B. A.: Effects of phenobarbital on oxygen consumption of brain slices. J. Pharmacol. Exper. Therap. **96**, 193 (1949).

— Effects of phenobarbital, amobarbital and barbital on oxygen consumption of brain slices. J. Pharmacol. Exper. Therap. **101**, 163 (1951a).

— Relationship of calcium and magnesium to effects of phenobarbital on Q_{O_2} of brain slices. Amer. J. Physiol. **166**, 219 (1951b).

WESTON, M. G., and M. Q. HOWARD: Magnesiumsulphate as a sedative. Amer. Med. Sc. **165**, 431 (1923).

WHITTAM, R.: Chemical aspects of active transport. Report on the progress of chemistry **57**, 379 (1960).

— Active cation transport as a pace-maker of respiration. Nature **191**, 603 (1961).

— The dependence of the respiration of brain cortex on active cation transport. Biochem. J. **82**, 205 (1962).

—, and D. M. BLOND: Respiratory control by an adenosine triphosphatase involved in active transport in brain cortex. Biochem. J. **92**, 147 (1964).

WIECHMANN, E.: Zur Theorie der Magnesiumnarkose. Pflügers Arch. Physiol. **182**, 74 (1920).

WIKI, B.: Sur les propriétés pharmacodynamiques des sels magnésium. J. Physiol. (Paris) **8**, 794 (1906).

— et M. BEBOUX: Action anesthésiante généralisée ou curarisante du magnésium? Schweiz. med. Wschr. **10**, 337 (1929).

WILBRANDT, W., and T. ROSENBERG: The concept of carrier transport and its corollaries in pharmacology. Pharmacol. Rev. **13**, 109 (1961).

WINTERSTEIN, H.: Die Narkose. Springer, Berlin 1926.

WOODBURY, D. M.: Effects of diphenylhydantoin on electrolytes and radiosodium turnover in brain and other tissues of normal, hyponatremic and postictal rats. J. Pharmacol. Exper. Therap. **115**, 74 (1955).

— Round table discussion; in: Biology of Neuroglia (edit. W. F. WINDLE). Springfield, Ill., C. C. Thomas, p. 120, 1958.

—, L. T. ROLLINS, M. D. GARDNER, W. L. HIRSCHLI, J. R. HOGAN, M. L. RALLISON, G. S. TANNER, and D. A. GRODIE: Effect of carbondioxyde on brain excitability and electrolytes. Amer. J. Physiol. **192**, 79 (1958).

WULF, R. J., and H. M. FEATHERSTONE: A correlation of van der Waals constants with anesthetics potency. Anesthesiology **18**, 97 (1957).

YAMAWAKI, S.: Schlafmittelstudien: I. Mitteilung. Über die Ursache der Weckwirkung der Kalksalze bei der Magnesiumnarkose. Arch. Exper. Path. Pharmakol., Leipzig **136**, 1 (1928).

YOUNG, A. C.: The effct of stimulation on the potassium content of limulus leg nerve. J. Neurophysiol. **1**, 4 (1938).

YOSHIDA, H., and H. FUJISAWA: Influence of subcellular structures on the activity of Na^+, K^+-activated adenosine triphosphatase in brain. Biochim. biophysica acta **60**, 443 (1962a).

—, K. KANIIKE, and H. FUJISAWA: Studies on the change in ionic permeability of brain slices. Jap. J. Pharmacol. **12**, 146 (1962b).

ZADUNAISKY, J. A., and P. F. CURRAN: Sodium fluxes in isolated frog brain. Amer. J. Physiol. **205**, 949 (1963).

—, F. WALD, and E. D. P. DEROBERTIS: Osmotic behaviour and glial changes in isolated frog brains. Progr. Brain Res. **15**, 196 (1965).

Erschienene Bände:

1 **Resuscitation Controversial Aspects.** Chairman and Editor: Peter Safar. VI, 64 pages, 1963. DM 10,—

2 **Hypnosis in Anaesthesiology.** Chairman and Editor: Jean Lassner. VIII, 51 pages, 1964. DM 8,50

3 **Schock und Plasmaexpander.** Herausgegeben von K. Horatz und R. Frey. 60 Abb., VIII, 154 Seiten, 1964. DM 18,—

4 **Die intravenöse Kurznarkose mit dem neuen Phenoxyessigsäurederivat Propanidid** (Epontol®) Herausgegeben von K. Horatz, R. Frey und M. Zindler. 163 Abb., XII, 318 Seiten, 1965. DM 21,—

5 **Infusionsprobleme in der Chirurgie.** Unter dem Vorsitz von M. Allgöwer. Leiter und Herausgeber: U. F. Gruber. 14 Abb., IX, 108 Seiten, 1965. DM 7,20

6 **Parenterale Ernährung.** Herausgegeben von K. Lang, R. Frey und M. Halmágyi. 47 Abb., X, 156 Seiten, 1966. DM 19,60

7 **Grundlagen und Ergebnisse der Venendruckmessung zur Prüfung des zirkulierenden Blutvolumens.** Von V. Feurstein. 21 Abb. und 2 Tab., VIII, 37 Seiten, 1965. DM 9,60

8 **Third World Congress of Anaesthesiology.** 46 Fig. and 10 Tables, XI, 173 pages, 1966. DM 24,—

9 **Die Neuroleptanalgesie.** Herausgegeben von W. F. Henschel. 80 Abb., XII, 207 Seiten, 1966. DM 36,—

10 **Auswirkungen der Atemmechanik auf den Kreislauf.** Von R. Schorer. 17 Abb., VIII, 58 Seiten, 1965. DM 14,—

12 **Sauerstoffversorgung und Säure-Basenhaushalt in tiefer Hypothermie.** Von P. Lundsgaard-Hansen. 15 Abb., VIII, 91 Seiten, 1966. DM 18,—

13 **Infusionstherapie.** Herausgegeben von K. Lang, R. Frey und M. Halmágyi. 115 Abb., VIII, 246 Seiten, 1966. DM 39,60

14 **Die Technik der Lokalanaesthesie.** Von H. Nolte. 29 Abb., VIII, 53 Seiten, 1966. DM 6,—

15 **Anaesthesie und Notfallmedizin.** Herausgegeben von K. Hutschenreuter. 94 Abb., XII, 286 Seiten, 1966. DM 48,—

16 **Anaesthesiologische Probleme der HNO-Heilkunde und Kieferchirurgie.** Herausgegeben von K. Horatz und H. Kreuscher. 3 Abb., VIII, 39 Seiten, 1966. DM 9,60

17 **Probleme der Intensivbehandlung.** Herausgegeben von K. Horatz und R. Frey. 50 Abb., XII, 119 Seiten, 1966. DM 19,80

18 **Fortschritte der Neuroleptanalgesie.** Herausgegeben von M. Gemperle. 60 Abb. und 27 Tab., X, 148 Seiten, 1966. DM 19,80

19 **Örtliche Betäubung: Plexus brachialis.** Herausgegeben von R. R. Macintosh und W. W. Mushin. 32 Abb., VIII, 32 Seiten, 1967. DM 12,—

20 **Anaesthesie in der Herz- und Gefäßchirurgie.** Herausgegeben von O. H. Just und M. Zindler. 71 Abb., XII, 209 Seiten, 1967. DM 39,60

21 **Die Hirndurchblutung unter Neuroleptanaesthesie.** Von H. Kreuscher. 19 Abb., VIII, 85 Seiten, 1967. DM 19,80

In Vorbereitung:

22 **Pathophysiologie, Klinik und Therapie der akuten Ateminsuffizienz in der Chirurgie.** Von H. L'Allemand

23 **Geschichte der chirurgischen Anaesthesie.** Von Th. E. Keys

24 **Die Äußere Ventilation und Atemmechanik bei Säuglingen und Kleinkindern unter Narkosebedingungen.** Von J. Wawersik